マトリクスを活用し、最期までその人らしく

シーティングでわかる生活ケア

執筆　稲川 利光
大渕 哲也
亀井 克則
木之瀬 隆
串田 英之
光野 有次

ヒポ・サイエンス出版

はじめに

総合的な視野を共有

当たり前なことですが、姿勢が改善されることで、筋骨格系によい影響を与えるだけではなく、そのことで嚥下・消化、血行、呼吸、精神状態が改善されます。

本書では、さまざまな医療職や介護職が力を合わせるにあたって、総合的な視野を共有することを目的に、「シーティング連携マトリクス（SCマトリクス＝Seating Collaboration Matrix）」を提案しています。

このマトリクスは、対象者の「状態・症状」を時系列的に視覚化したもので、地域リハビリテーションとシーティングを実践するOTの串田英之さんが中心になってつくったものです。

本書の共同執筆者の大渕哲也さん（PT）、木之瀬隆さん（OT）、光野有次さん（工業デザイナー）は、早くからシーティングを本邦に導入してきた先駆けの方々です。これまで、それぞれの場で、シーティングがさまざまな疾病･障害に有効であることを実証してきましたが、それらを一つの表に視覚的にまとめたものが、「シーティングれ連携（SC）マトリクス」です。

シーティングの考え方は終末期まで有効で、多くの人を介護の現場で看取ってきた亀井克則さん（高齢者施設管理者）には、その状況を書いていただきました。もし死に方を選べるものなら、安楽椅子に坐り、ひなたぼっこをしながら最後のときを迎えたいものです。

私自身は、リハビリテーション専門医としてシーティングの効果を実感し、またマトリクスの実用性を大いに期待しています。

リハビリテーションは、日本では一般に「機能回復訓練」と訳されますが、広義には、社会参加を可能にし、人格の復権、尊厳の回復を目的にしたものです。つまり、介護とリハビリテーションは一体的なものであり、その目指すところは一つです。シーティングは、介護の基礎であるとともに、リハビリの基本であると思います。

SCマトリクスは、一人ひとりの対象者の現状を整理・評価し、QOL（生活の質）の最善化、介護、予防・治療的アプローチを計画的に行うための基礎的な作業シートになります。また、そのように積極的に活用していただきたいと思います。

SCマトリクスを使い、対象者の現状を把握してゆけば、その時点での対象者の総合的な評価ができ、次の行動につなげることができます。SCマトリクスを個々の対象者にあてはめてゆく中で、「このように変えればもっと使いやすくなるのではないか」「わたしたちは、このように活用している」というアイデアが出てくると思います。その時は是非私たちにご教示ください。

シーティングの普及とともに、SCマトリクスをフルに活用していただき、患者さん、利用者さんのQOLをより改善することができれば、執筆者一同これにまさる喜びはありません。（**稲川利光**）

シーティング連携（SC）マトリクスを活用

本書は、高齢者の介護現場ですぐに役立つガイドブックです。

リハビリテーションは、「全人格的復権」ともいわれていますが、実際に終末期を迎えようとしている高齢者に対しては現状維持に追われ、全人格的復権は後回しになりがちです。

私たちシーティングエンジニアは、終末の時まで快適な生活を維持していただくことを目標に仕事をしています。そのことを実現するには快適な坐位の提供が不可欠と考えています。快適な坐位こそが生活の基盤です。

ここで紹介する「シーティング連携（Seating Collaboration）マトリクス」（以下「SCマトリクス」）は、対象者の状態像を、症状別・時系列的・客観的に短時間で評価・把握することを目的に考案されたものです。

第1章では、高齢者のリハビリテーションの基本を解説しています。身体・生活状況を横軸にし、時間軸を縦軸に取ったSCマトリクスを使うことによって、全体を鳥瞰（ちょうかん）しながら、対象者の看取り期（終末期）までの推測を立てることができます。「今するべきこと」をイメージし、他職種と連携しながら「これから」を計画することができます。

第2章では、高齢者介護の基本になることを大きく8つのカテゴリーに分けて、一人ひとりの状態像をわかりやすく解説しています。

また、それぞれの症状が亢進すると、それと直接・間接に関わる機能がどのように低下し、重度化するかも具体的に理解していただけると思います。症状の重度化のプロセスを知ることによって、その予防や状態の軽減・緩和が可能になります。

第3章では、シーティングとSCマトリクスについて、事例を通して詳しく説明します。「シーティング（＝目的に応じて適切に坐らせること）」によって、生活が顕著に改善される例が少なくありません。その結果も、このマトリクス上で容易に確認することができます。たとえば、きちんと坐れるようになったことで、食事が自立したり、褥瘡が治ったり、誤嚥が軽減したりします。一番の変化は何といっても笑顔が戻って来ることではないでしょうか。

第4章では、どうすれば目的に合った適切な坐位を提供できるか、またどのような用具が必要かを説明しています。利用者の実態を知らなければ、適切な用具は提供できませんが、このマトリクスを理解していただければ、用具選びも外れることはなくなります。（**光野有次**）

高齢者ケアにおけるシーティング

介護保険に「高齢者ケアにおけるシーティング」が2021年4月に入りました。

シーティングは、次のように定義されます。

「体幹機能や座位保持機能が低下した高齢者が、個々の望む活動や参加を実現し、自立を促すために、椅子や車椅子等に快適に坐るための支援であり、その支援を通して、高齢者の尊厳ある自立した生活の保障を目指すもの」

また、シーティングを実施することで、食事や休息の際に、椅子とテーブルを使用して暮らすという生活が保障できるとあります。『介護報酬改定に関するQ＆A』で、訪問リハ、通所リハ、介護老人保健施設、介護医療院、介護療養型医療施設で算定できます。

高齢者のシーティングの普及啓発活動をしてきた者の一人として感無量というところです。私は1989年に座位保持装置が補装具の給付（後に支給）制度に入ったことをきっかけに、「高齢者のシーティング」研究を、当時の国立リハセンター研究所の廣瀬秀行氏と始めました。当時は、山あり谷ありで、高齢者施設でシーティング対応を行うと、「寝た子を起こすな⇒寝たきり高齢者を起こすな」と言われたこともありました。

あれから 30 年以上が経過しましたが、高齢者のシーティングの普及、理解はまだまだです。たとえば、シーティングにおいて、いまだにスリングシート（座面のシートが吊りタイプのもの）が使われており、これでは坐位姿勢が崩れやすく、また自走式車椅子の走行性も低いことが指摘されています。

坐位に問題がある高齢者の多くは姿勢が崩れ、坐れない人は抑制帯で固定されるか、「寝かせきり」にされる状況が今でも続いています。

すべての人に坐る権利があります。ご自分のシーティングはうまくいってるでしょうか。まずは、ご自分の坐位環境を整えることで、高齢者のシーティングについての理解が深まります。これからが本格的なスタートだと思います。本書がそのような中で役に立つことを期待しています。（**木之瀬隆**）

目　次

C O N T E N T

第3章　マトリクスの使い方と事例紹介

「マトリクス」の意味

「マトリクス」という言葉が耳慣れないと思われた人も少なくないと思います。

マトリクスとは、もともとはラテン語で「子宮」を表し、そこから「何かを生み出すもの」を意味するようになりました。SC マトリクスは、現状を把握しやすくする「マトリクス図」の概念ですが、「何かを生み出す」というのも魅力的な概念です。

マトリクス図とは、複雑な現象や状態を、縦・横の軸などを使って図形的に「見える化」することです。時間割表やアンケート結果のまとめなどもマトリクスとしてよく見かけます。

SC マトリクスは、一人の要介護者の状態を断層的・時間的にわかりやすくしようとい

マトリクスの例

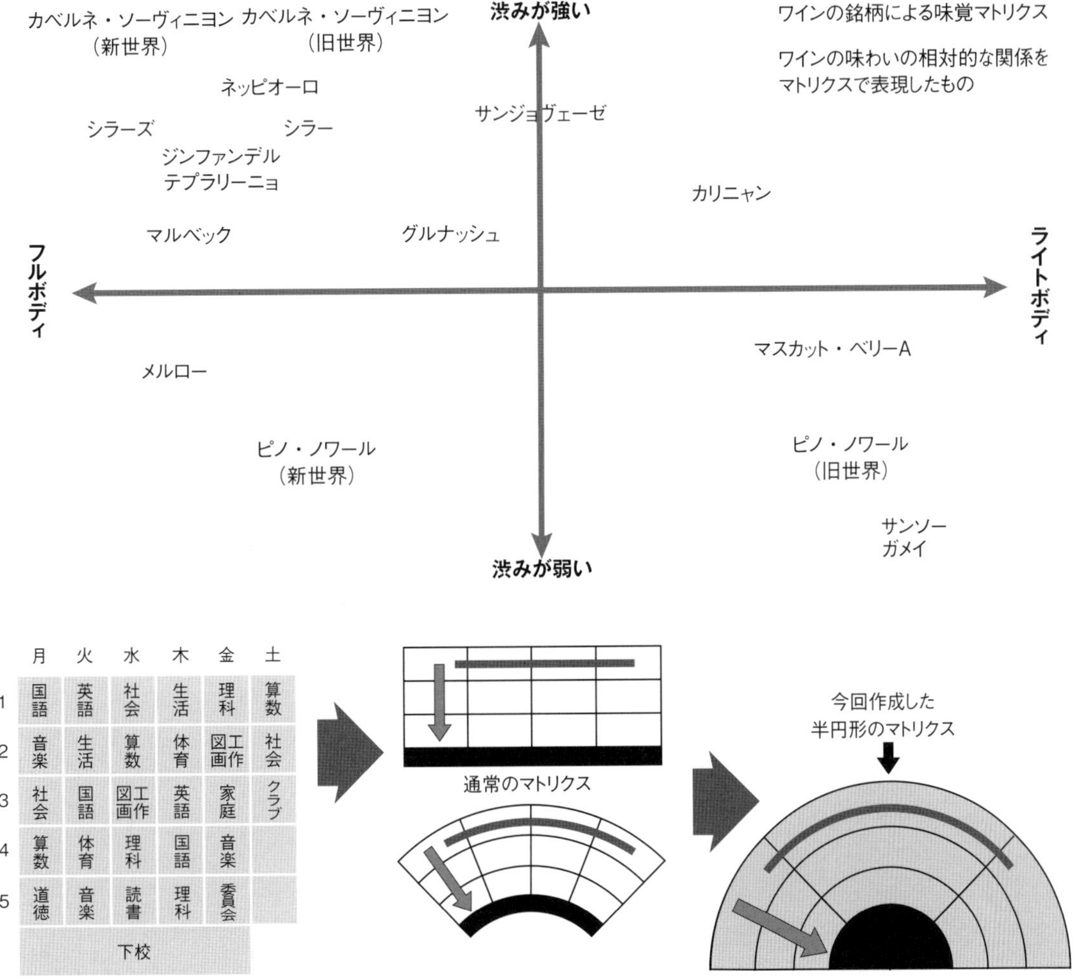

	月	火	水	木	金	土
1	国語	英語	社会	生活	理科	算数
2	音楽	生活	算数	体育	図画工作	社会
3	社会	国語	図画工作	英語	家庭	クラブ
4	算数	体育	理科	国語	音楽	
5	道徳	音楽	読書	理科	委員会	
	下校					

この学校の時間割は、縦軸と横軸にそれぞれ時間、曜日をあてています。われわれが今回提案している SC マトリクスは、時間割に似ています。利用者・患者さんの現在の状況を、さまざまな側面から把握できるようにしています。詳細は 80 ページ。

う試みです。SCマトリクスの「SC」は、シーティング・コラボレーション（連携）の略ですが、執筆者の議論の中で、「シーティング・ケア」でもいいのではないか、という意見も根強く、同じSCなのだから、「シーティング・ケア」という意味も含むと考えています。この図から、介護・医療のヒントを得ることができれば、新しいものを生み出す力になるものと期待しています。

「坐」と「座」について

ともに読みは「ざ」と「すわる」ですが、「まだれ」のある・なしで意味が変わります。「坐」（まだれなし）は坐るという「動作」を表します。「座」（まだれあり）は、坐る場所や道具を表します。たとえば、「椅子に坐る」「坐位をとる」は、動作なので「坐」を使い、「座席」や「座布団」は場所・道具をあらわすので「座」を用います。

禅は動作ですから、古来、「坐禅」が正しい表記です。もともと中国由来の表記法で、日本でも昔は厳密に使い分けられていました。しかし、現在、「坐」が常用漢字にないため、法律では「座位保持装置」とされていたり（本来は「坐位」とするべき）、医学用語では「坐骨」になっているなど、「座」「坐」は混在して使われています。読者の無用な混乱を防ぐために、法律、医学などの分野で定められている表記以外は、原則的な使い方に従います。（光野）

第1章

シーティングは、すべての医療・介護者に必要な知識

稲川利光

シーティングによって確実に患者・利用者の QOL は高まります。
シーティングはリハビリテーションの手法の一つですが、
その考え方や技法は介護にとっての基本です。
この章では、シーティングの意味についてわかりやすく解説します。

シーティングとは

シーティングとは、対象者の坐位に関する評価を行い、「活動」と「参加」の促進、心身機能・構造の維持・改善をはかることです。

厚生労働省（高齢者の適切なケアとシーティングに係る検討委員会／2121年３月）では、高齢者ケアにおけるシーティングを次のように定義しています。

「体幹機能や座位保持機能が低下した高齢者が、個々に望む活動や参加を実現し、自立を促すために、椅子や車椅子に快適に座るための支援であり、その支援を通じて、高齢者の尊厳ある自立した生活の保障を目指すもの」

適切な坐位姿勢が実現できれば、褥瘡、誤嚥をはじめ、拘縮（こうしゅく）や変形などさまざまな二次的障害が予防できます。心身の活動性を高め、生活全体を向上させてゆくうえで、正しい坐位をとることは極めて重要です。

一口に「坐る」といっても、さまざまな場面があります。食事や排泄、リラックス、読書や会話、テレビを観たり、休息したり、どこに何の目的でどのように坐るかで異なりますし、その人の年齢や障害、疾病といった身体的な側面でも大きく異なります。

さらに、「適正な坐り」を考えるとき、車椅子やクッション（パッド）、姿勢保持装置などの機器の選定・調整といった物理的な環境だけではなく、心理的、社会的、経済的な環境が関わってきます。

たとえば、発達障害などで落ち着いていられない子どもが、自分にあった椅子に坐ることで、心が落ち着き、長時間坐れるようになることがあります。そして、その子が落ち着いて坐れることで、学級全体の雰囲気も落ち着いたものになります。

適切な椅子を誰がどういった予算でつくるのか、という経済的な課題も常に発生します。長い目でみれば、適切なシーティングによってクラス全体が落ち着き、教育の効果を上げることができますし、高齢者の褥瘡や誤嚥性肺炎を予防することで医療費を大きく低減することもできます。

今後、高齢人口の増加に伴って増加する医療費を節約するには、受益者負担を高めるか保険料を上げるかと考えるより、まず医療そのものの効率的な運用がはかられるべきです。

姿勢をケアすることは、個人の問題だけではなく、周囲の環境に影響を与えることにもなります。シーティングには社会全体を見渡した総合的なマネジメントが必要です。

間違った姿勢、不適切な坐位は、必ずその人の「生活の質」を低下させます。シーティングは心身の機能回復を促し、生活の質を向上させてゆくためのリハビリテーションの基本です。

シーティングの実践に向けては、当事者とその家族を中心に、医師、看護師、セラピストなどの医療スタッフ、介護スタッフ、さらに行政、学校、施設などを含めた地域全体の包括的アプローチが重要です。

その人に相応しい適切な姿勢を確保することで、その人の人生が変わる、といっても過言ではありません。私たちは、「坐る」ことの大切な意味を深く理解し、患者さんやそのご家族と一体となって対象者が望む、その人らしい生活の実現に向けて力を合わせてゆく必要があります。

それでは、基本的なシーティングの考え方をご説明します。

シーティングの基本的な考え方

安定した坐位では、「支持基底面（きてい）」の中に「圧の中心点」が収まっています。

坐位の「支持基底面」とは、足底（そくてい）、大腿（だいたい）部の裏面、坐骨（お尻の突起部）でつくる面です。「圧の中心点」とは、重心（坐位では胸の奥にある）から下ろした垂直線と支持基底面との交わる点です（図表1-1）。

お辞儀をしたり、手を前に伸ばすことで重心が前に出て、圧中心点は支持基底面の前方に移動します。上半身全体を前に傾けると、椅子から立ち上がりやすくなりますが、これは圧中心点が前方に移動し、立位の支持基底面の中に収まるからです。逆に上を見たり、体を後ろに反らすと圧中心点は後ろに移動し、後方へ倒れやすくなります。

加齢や廃用（はいよう）症候群（身体を動かさないことによる身体機能の低下）、その他、脳血管障害などで筋力低下や関節拘縮（こうしゅく）（関節が固まること）があれば、患者さんは、頭や胸、腕の重みをしっかりと支えることができなくなります。すると、図表１－２左、中央のように骨盤が後傾して、円背（えんぱい）（猫背）を呈しやすくなります。円背は、圧中心点が支持基底面の後方に移動し、後方に崩れたバランスを取り戻そうとすることから起こる反応です。

図表 1-1 安定した坐位

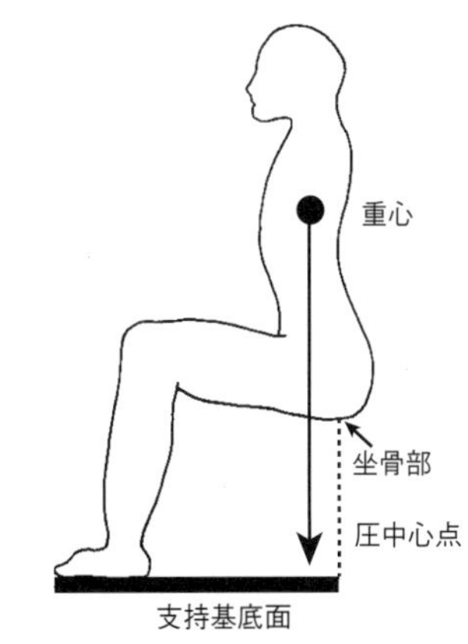

安定した坐位では支持基底面の中に
圧中心点が収まっている

こうした姿勢を続けると円背はさらに強くなり、内臓を圧迫して、消化管の動きや呼吸機能・循環機能など体のさまざまな機能に悪影響を与えます。骨盤後傾と円背によって身体が動かしにくくなり、筋力の低下や関節拘縮が進み、バランスはさらに悪くなります。

シーティングでは、このような患者さんに対して、骨盤の後傾を直し、姿勢を安定させて、円背を修正します。それによって、重心が前方に移動して支持基底面の中に収まると、坐位のバランスが改善し、坐っていることへの苦痛も軽減します。上半身が動かしやすくなるので、運動能力が向上し、関節拘縮、筋力低下が予防できます（図

図表 1-2 姿勢の崩れと対応（●ページコラム参照）

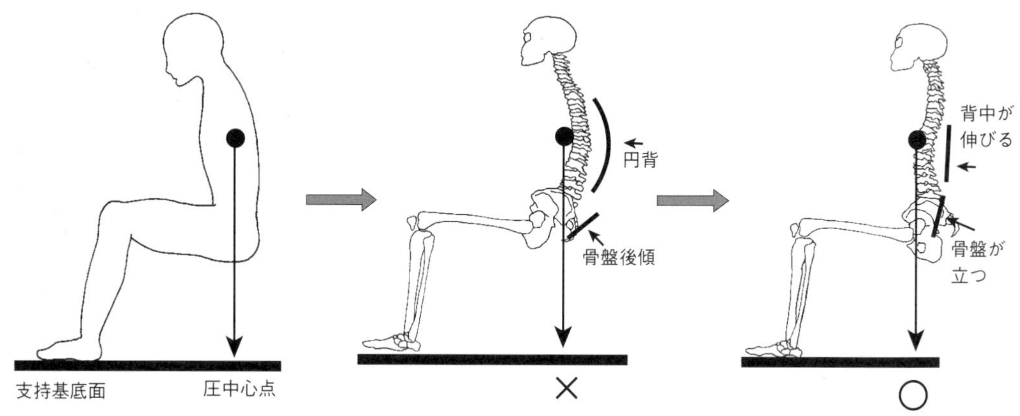

骨盤が後傾すると、円背を呈しやすくなる。このような姿勢では、圧中心点が支持基底面の後方に移動するので、後方にバランスを崩しやすくなる。また、こうした姿勢をとり続けると円背はさらに強くなり、消化管の動きや呼吸循環機能、咀しゃく嚥下機能など体のさまざまな機能に悪影響を与えてしまう。
筋力の低下や関節拘縮が加われば、バランスはさらに悪くなる。上肢は動かせるが、能動的な動き（生活の拡大）にはつながらない。

重心が基底面内に収まっている状態であれば、能動的に上肢が動き、次の動作につながっていく。活動を広げるには、重心の位置が基底面内にあることが重要。

表 1-2 右、66 ページコラム「リハビリは地に足をつけるところからはじまる」参照)。

坐位姿勢の崩れを改善することで、患者さんの自主的な生活行為を促します。もちろん上肢は使いやすくなりますから、認知機能の維持にも有効です。

自分で姿勢を変えることができず、坐っている時間が長い人に対しては、適切な坐位がとれるように、椅子や車椅子坐位に対するシーティングがより重要になります。

安楽でリラックスできる姿勢、食事姿勢、テーブルでの作業姿勢など、姿勢は一様ではありません。その時々の生活場面にふさわしい坐位姿勢があり、一人ひとりの患者さんの生活状況によっても調整が必要になります。

シームレスな（切れ目のない）アプローチ

リハビリテーションは、急性期から回復期、回復期から維持期へと患者さんの状態が移行するなかで行われます。

いわゆる「リハビリテーションの流れ」ですが、一方的な流れではなく、在宅に帰られてから、肺炎や心不全、骨折や廃用症候群、脳梗塞の再発などで急性期病院に再入院する患者さんが多くいます。回復期の病院からも急性期病院に戻られる患者さんが大勢いますから、患者さんは地域の中で環を描きながら生活しています（図表 1-3)。

そう考えると、急性期、回復期、維持期とそれぞれの場面に関わるスタッフは、患者さ

謹んで以下を訂正させていただきます。

2ページ　15行目

「シーティングれ連携（SC）マトリクス」→「シーティング連携（SC）マトリクス」

16ページ　図表1－2　姿勢の崩れと対応

正しい表記は次のものです。

図表 1-2 姿勢の崩れと対応（66 ページコラム参照）

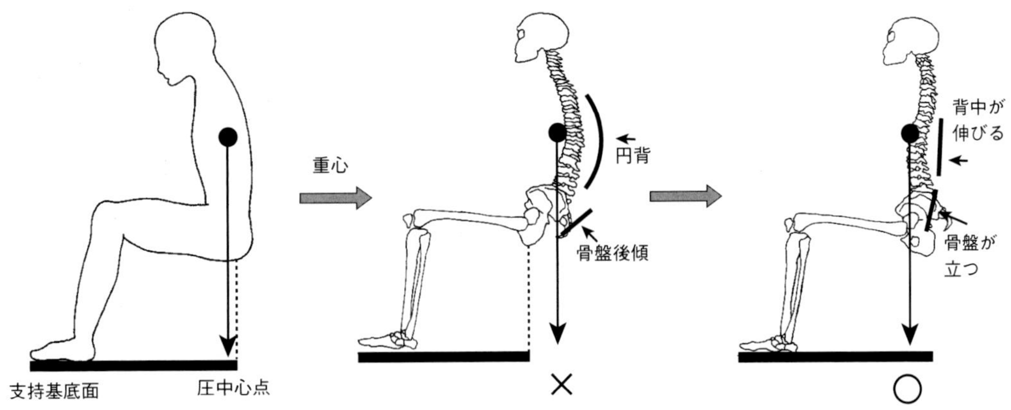

骨盤が後傾すると、円背を呈しやすくなる。このような姿勢では、圧中心点が支持基底面の後方に移動するので、後方にバランスを崩しやすくなる。また、こうした姿勢をとり続けると円背はさらに強くなり、消化管の動きや呼吸循環機能、咀しゃく嚥下機能など体のさまざまな機能に悪影響を与えてしまう。
筋力の低下や関節拘縮が加われば、バランスはさらに悪くなる。上肢は動かせるが、能動的な動き（生活の拡大）にはつながらない。

重心が基底面内に収まっている状態であれば、能動的に上肢が動き、次の動作につながっていく。活動を広げるには、重心の位置が基底面内にあることが重要。

図表 1-3 リハビリテーションの環―急性期～回復期～維持期の枠を超えた包括的関わりの中でのシーティング

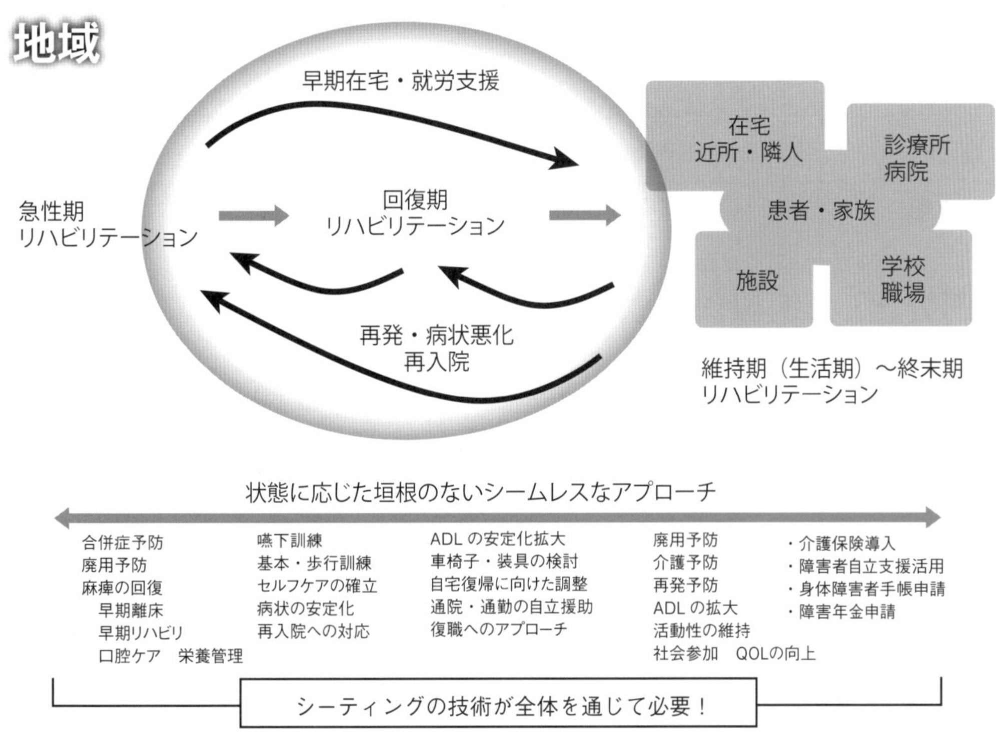

んがその場を過ぎたら自分たちの提供するリハビリは終了、というわけにはゆきません。急性期の時点から、退院後の生活や復職に向けて先を見据えたアプローチが重要です。生活の場においては、具合が悪くなっても治療と合わせて生活維持に向けたリハビリを続ける必要があります。

　したがって、患者さんがご自身の望む生活を取り戻すために、病院でも地域でも、それぞれに関わるスタッフが、病院と病院、病院と地域と相互に連携をはかり、地域全体として、切れ目のないアプローチを患者さんに提供してゆくことが求められます。

　急性期から生活期の、どの時期においても患者さんを寝たきりにさせず、持てる心身の機能を維持・改善していく関わりが必要です。可能な限り臥床を避け、極力坐位をとって移動を可能とし、合併症や２次的な障害を防ぎながら、患者さんの持てる可能性を高めてゆくための重要な手段としてシーティング技術があります。

　本書の主題である「シーティング連携（SC）マトリクス」は、複数の医療者・介護者が、一人の患者さんを時系列的に追跡しながら、鳥瞰（ちょうかん）的に全体像を見渡す一助となるものです。ともすると医療者は、肺炎なら肺炎、骨折なら骨折の治療など、原疾患の治療に注意を集中しがちです。しかし、原疾患ばかりに注意を向けすぎると他で起こる体の変化や生活の変化を見逃すことになります。肺炎は治ったけれど、（嚥下機能が低下して）食べられなくなった、骨折は治ったけれど（関節拘縮や筋力低下が起こり）歩けなくなったなど、さまざまな問題が派生します。医療や介護にあたる者はこのような状況にならないように、常に細心の注意が必要です。

今回紹介するマトリクスは、患者さんの全体像を把握するツールです。急性期から看取り期にいたるまで個々の患者さんの状態を鳥瞰しながら、今やるべきことを遂行するためのツールとして活用されることを願っています。

専門分化した医療に対するシーティングの役割

日々の診療で目にする患者さんは高齢化し、疾病は複雑で障害も多種多様です。合併症も多く、治療に難渋するケースは跡を絶ちません。抗がん剤の投与や人工透析を受けながら長く闘病生活を続けられる方も増えています。

患者さんに提供する「治療」は、本来、患者さんが「生活を取り戻す」ために行われるものだと思います。しかし、高齢者や、治癒が難しい患者さんの場合では、治療がそのまま生活につながらない場合が多々あります。「病気は治ったけれど歩けない」「退院したけれど寝たきりで、すぐに再入院になった」などといったケースは今後さらに増えていくのではないでしょうか。

治療は日進月歩でその技術は高度なものになりました。しかし、患者さんが生活をどのように取り戻すかといったところでは、医療者と生活者の間に考え方の隔（へだ）たりが生じています。これからはその隙間を埋めていく技術が医療者・介護者に求められます。

医学は「病気」から、病理、細胞、そして遺伝子へと細分化が進み、今後さらに深く緻密なものになってゆくと考えられます。医療がより専門分化することに対して、リハビリや介護は、「病気」から身体機能、生活、活動、社会参加へと目を向けてゆくことが必要です。

「筋力やバランスはどうか」「栄養はちゃんと摂れているか」「外出の機会はあるか」等々、リハビリや介護は診療科を問わず、障害を持つすべての患者さんを対象にその生活を見てゆくことになります。

リハビリや介護の仕事はいわば、専門治療の縦糸に生活の横糸を紡ぐように、その方にとってより良い人生をつくり出せるようにしてゆくことが仕事であり、そこに大きな価値があります（図表 1-4）。

生活に「出会う」

リハビリテーションの「横糸」の中でも、「姿勢」は非常に重要です。シーティングを

図表 1-4 生活を取り戻すリハビリテーションの横糸縦糸

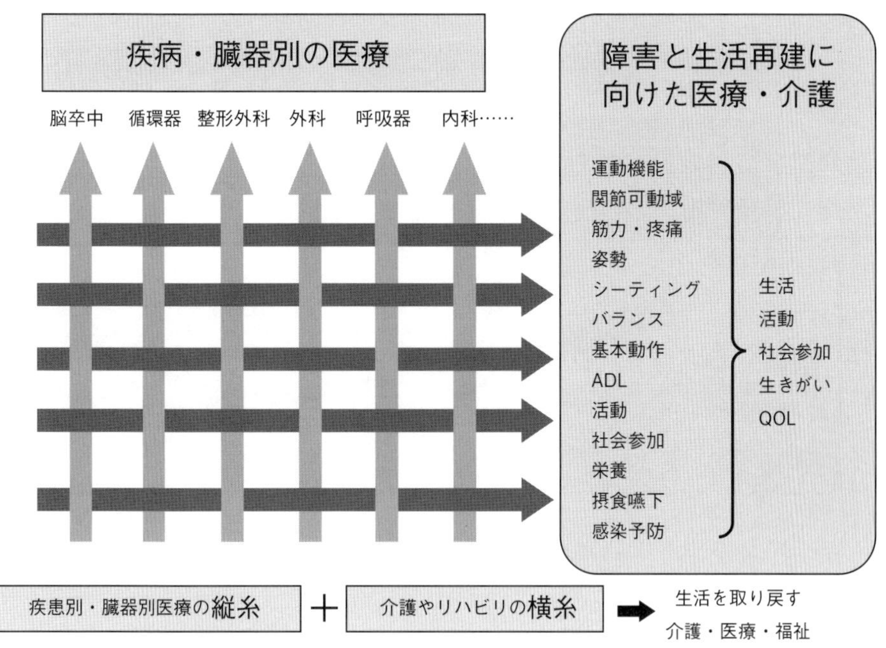

通した関わりが、患者さんの機能を改善し、合併症を防ぎ、苦痛を緩和します。

私たちリハビリテーション科では、各診療科の医師と密接にタッグを組み、看護師やその他のコメディカル、ソーシャルワーカー、介護福祉士などと力を合わせ、治療を生活に近づけてゆかねばなりません。

たとえ死期が近づいていることがわかっていても、自分にふさわしい生活に出会えたとき、患者さんはとても良い笑顔を見せてくれます。その笑顔を見て私たちは他者の人生に関わることの大切な意味を学ぶことができます。

患者さんから「あなたにあえて良かった」と言われることはスタッフにとって最高の感謝の言葉です。その言葉はそのまま患者さんにお返しする大切な言葉でもあります。

生活に出会い、笑顔を交わせるシーティングを実践してゆきたいものです。

フレイルの予防にはシーティングが重要！

「フレイル」（「虚弱」の名詞は「frailty」ですが、日本では一般的に形容詞の「フレイル」が使われます）とは、高齢期に生理的予備能が低下することでストレスに対する抵抗力が減少し、生活機能障害、要介護状態、死亡などに陥りやすい状態をいいます。

フレイルは、筋力の低下・バランスの低下、転倒しやすさといった身体的問題のみならず、認知機能の障害やうつなどの精神・心理的問題のほか、独居、経済的困窮などの社会

図表 1-5 フレイル（frailty：虚弱）の概念
〜加齢によるこころ・身体の活動能力とライフスタイル〜

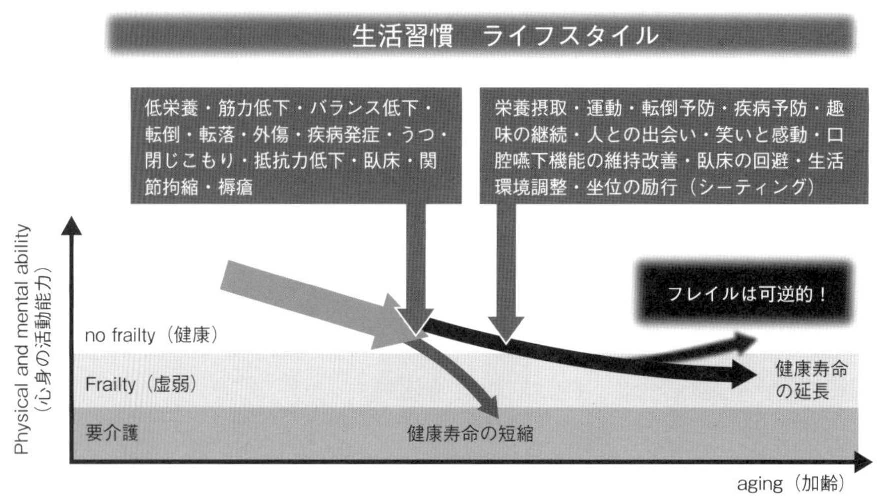

稲垣利光編　リハビリテーションビジュアルブック第2版　学研メディカル秀潤社、2016.p.538

的問題を含む広い概念です。身体的なフレイルの概念を図表 1-5 に示しました。

健常な状態から要介護状態に突然移行することは、脳卒中などの患者にみられることです。健常な人であっても、年齢を増していく段階で、健常と要介護との間で、徐々に虚弱化していく段階（フレイル）があります。必ず人は年をとり、フレイルに陥ることは避けられないことです。可能な限りフレイルの期間を短くし、生き生きと生きる期間（健康寿命）を長くしたいものです。今後、高齢者が増加していく社会において、フレイルへの対策は、国民的な重要課題となってゆきます。

栄養摂取と運動、口腔機能や嚥下機能の維持、人との出会いと感動、臥床の回避と坐位の励行（れいこう）をライフスタイルとして定着させていく努力が私たちには必要です。

フレイルは可逆的です。ライフスタイルの如何（いかん）によっては心身の活動性をより高めていくこともできます。歳をとっても、障害を負っても、寝たきりにならず、ベッドから離れて移動し、可能な限り活動的な生活を送るためにも、ライフスタイルにシーティングを定着させてゆく取り組みは非常に重要だと思います。

シーティングがすべての解決策ではありませんが、本来、人間の生活が、立つ、坐る、寝るという３つの姿勢だけで成り立っていることを考えると、「坐る」は、今後、医療・介護で最低限必要なテーマになるのではないでしょうか。

診療報酬とシーティング

厚生労働省の疑義解釈資料（2017 年）では、図表 1-6 に示すように、疾患別リハビリテーション料に「シーティング」の算定が可能となりました。

2018年の医療法、介護保険制度の改定で求められているのは、病院から地域への移行において、特養や在宅での生活者の動作や活動の自立を支援し、褥瘡や関節拘縮の予防、誤嚥性肺炎や低栄養の予防などに努めてゆくことです。

図表 1-6 介護保険改正について
「疾患別リハビリテーション料」の疑義解釈

(問４) いわゆる「シーティング」として、理学療法士等が、車椅子や座位保持装置上の適切な姿勢保持や褥瘡予防のため、患者の体幹機能や座位保持機能を評価した上で体圧分散やサポートのためのクッションや付属品の選定や調整を行った場合に、疾患別リハビリテーション料の算定が可能か。

(答) 算定可能。この場合の「シーティング」とは、車椅子上での姿勢保持が困難なため、食事摂取等の日常生活動作の能力の低下をきたした患者に対し、理学療法士等が、車椅子や座位保持装置上の適切な姿勢保持や褥瘡予防のため、患者の体幹機能や座位保持機能を評価した上で体圧分散やサポートのためのクッションや付属品の選定や調整を行うことをいい、単なる離床目的で車椅子での座位をとらせる場合は該当しない。

高齢で重度の障害がある患者さんが臥床で過ごすための環境設定を整えるだけではなく、さらに積極的に坐位保持や、車椅子移動などが可能となるような生活支援が求められてもいます。どのような重度の患者さんも適切なシーティングが可能です。それによって苦痛を除き、自律的な生活行為を促し、その人らしい生活を実現していくところにその目的があります。

シーティングは病院内だけでのアプローチにとどまるものではありません。退院後の自宅や施設での生活支援につながるものです。病院内はもちろん病院と地域とにまたがる継続的・包括的な関わりの中で継続されていく技術です。

介護・リハビリの横糸とシーティング連携（SC）マトリクス

SCマトリクスは、患者さんのさまざまな状態を、８つのカテゴリー（「認知機能」「ADL」「保清・皮膚」「参加」「呼吸・循環機能」「摂食・嚥下・排泄機能」「起居・移動／筋・骨格」「用具」）に分けてそれぞれの一般的な時間的経過から「見える化」したものです。

どんなに元気なヒトであっても、誰しも、自立歩行期からいずれ終末期、そして死へと移行します。この半円形のマトリクスは、ヒトが亡くなるまでの間、多少の凹凸があっても、誰でもが経験するプロセスです。

マトリクス上を縦横になぞることで、どの段階で、何が起こっているのかを確認し、予測することができるようになっています。

シーティングによって、これらの一つひとつのプロセスを改善したり、悪化を防止でき

図表 1-7 シーティングの目的～シーティング連携マトリクスの効用
—全体の俯瞰（鳥瞰）と対応

①心肺機能の改善
②消化・排泄機能の改善
③捕食・咀嚼・摂食嚥下機能の改善
④目と手の協調性・上肢機能の改善
⑤拘縮・褥瘡などの二次的障害の予防と改善
⑥筋力維持・バランス能力の改善
⑦心身活動性・コミュニケーションの改善
⑧作業活動の拡大
⑨介護負担の軽減
⑩社会参加・就学・就労支援

木之瀬隆，在宅生活を豊かにするシーティング技術と多職種連携，
地域リハ 13(5),372-377,2018. より一部改変

ることがあります。それも、予想以上に広範囲に効果をあらわすことが少なくありません。たとえば、「猫背」（円背）は症状の一つです。シーティングによって円背が改善されれば、腰痛や褥瘡だけではなく、呼吸器、循環器などにも良い影響を与えることが容易に予想できます。それらはエビデンスとして数値にあらわれにくいのですが、患者さん（利用者さん）の不快感が薄れたり、食欲が増進したり、日中、椅子に坐る時間が長くなるなど、短期的・長期的に「予後」を改善し、何より、患者さんのQOLが向上します。

図表1-7は、シーティングによる患者さんの状態の改善をあらわしたものです。

またSCマトリクスは、シーティングだけではなく、さまざまな介護・看護の工夫を考えるきっかけになると思います。

第２章で、シーティングがなぜ必要なのかを、少し専門的に説明しますが、シーティングに限らず、これらの知識を身につけることによって、どのような介護・看護が適切かを原理的につかめることができると思います。（**稲川利光**）

第2章 SC マトリクスの構成とその内容

SC マトリクスは、患者・利用者のそのときの状態を
「総合的」に把握するために使うツールです。
この章では、SC マトリクスを使って、
患者・利用者の状態を把握するとともに、
シーティングとの関係を解説します。

SC マトリクスの構成要素とその名称

マトリクスは、使いなれると、一目で一人の対象者（利用者さん、患者さん）の「状態・症状」がわかるようになっています。地球に緯度・経度があるように、どこに何が配置されているのか、職場で共有しやすいようにアドレス表示をしました。

地球は大きすぎるので、マトリクスの半円を半分のピザにたとえて説明します。

まず半分のピザを食べやすいように８等分します。三角形のピースが８個できます（食べられません）。巻末にB4の折り込みマトリクスをつけたので、コピーして使ってください。

それぞれのピース全体を「エリア」と呼びます。そのいちばん外側にギリシャ数字とともに記されたものがそのエリアの名称です。たとえば、半円のいちばん左側にあるのが「Ⅰ認知機能」です。

このエリアの中に、それぞれの「状態・症状」をあらわす「キーワード」が配置されています。たとえば、マトリクス左下の「Ⅰ認知機能」には、いちばん外側に「予定管理ができる」というキーワードがあります。予定管理が自分でできるわけですから認知機能に支障がない「健常」な状態です。

エリアは、状態･症状の軽重によって７個の「レベル」に分割されます。この年輪にそってほかのエリアをみると、ほぼ共通する状態・症状がみられます。たとえば、「Ⅰ認知機能エリア」にある３個めのレベルに「日常会話がおぼつかない」というキーワードがあり

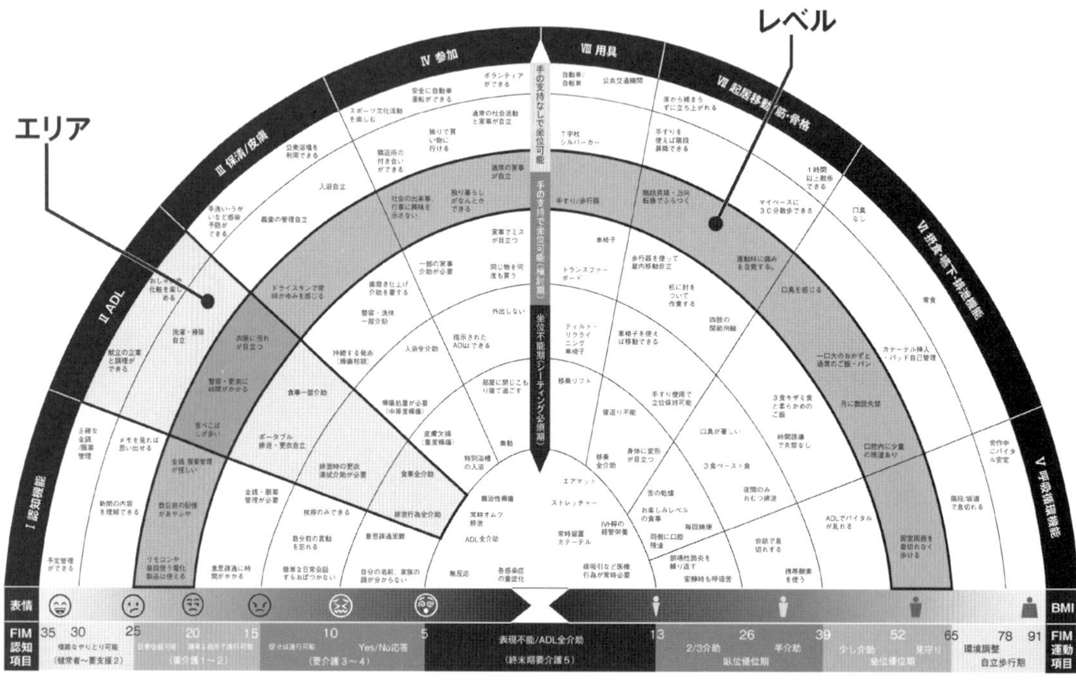

ます。このレベルになると、「Ⅲ保清・皮膚」エリアでは、「中等度の褥瘡」がみられるようになります。

それぞれのレベルは、「機能的な自立度」をあらわす国際的な評価基準 FIM（Functional Independent Measure）を参照にしています。

FIM は心身の自立度を数値であらわしています。半円の底辺の左半分にある数値は認知機能をあらわしたもので、右半分の底辺は運動機能をあらわしたものです。たとえば、左半分にある 35 ～ 25 は「健常」な認知機能を示し、コミュニケーションに問題がありません。この FIM の「ものさし」のある場所を「ベースライン」と呼びます。ベースラインには、FIM のほかに、介護保険の介護度を参考につけています。

さらに、もう一つ FIM の数値とは別に、その上に「表情バー」と「ＢＭＩバー」を設けました。左半分の表情バーは、認知症などで言語によるコミュニケーションが難しくなったとき、その状態・症状を顔マークで評価します。右半分のＢＭＩバーは、状態・症状の軽重と体重の関連性をあらわすものです。

ピザの中央を縦に分割する矢印は、「坐位指標」です。坐るのに手の支持が必要かどうか、坐位が可能かどうかを、状態・症状のレベルに対応させています。これもＦＩＭにならったものです。詳しくは第３章で解説しています。（**串田**）

Ⅰ 認知機能

認知機能障害の尺度

私たちの心は、知（何かを知る能力＝知覚、認識、理解）、情（何かを感じ取る能力＝感情や情動）、意（何かを行おうとする能力＝意図や意志）の３つに分類されるといわれ、こ

図表 2-1 アルツハイマー病の各ステージ分類

ステージ		特徴
1	正常	主観的にも客観的にも機能低下が認められない
2	年齢相応	物の置き忘れや物忘れが起こる
3	境界状態	職場で複雑な仕事ができない
4	軽度	金銭の管理、買い物など日常生活での仕事にも支障をきたす
5	中等度	ＴＰＯに合わせた適切な洋服を選んで着ることができない。着替えや入浴を嫌がる
6	やや高度	・着　衣：一人で服を着ることができない ・入　浴：介助が必要
7	高度	・排せつ：トイレの水の流し忘れ、拭き忘れ、尿・便失禁など ・言語機能：語彙が６個以下に低下、「はい」などただ一つの単語しか理解できない ・身体機能：歩行や坐位の保持ができない。笑顔がなく、昏迷および昏睡に陥る

れらが複雑に絡み合って社会生活・日常生活が営まれています。私たちは人と出会い、そして人間関係をもつことで、自身の知・情・意が育まれ社会生活を営むことが可能になります。

2025年には高齢者の５人に１人が認知症を患うといわれます。家族が高齢の親を「認知症ではないか」と疑う理由として記憶障害があげられます。記憶力は、知・情・意の中で、知の一つであり、記憶障害があるからといってすぐに生活障害が生じて介護が必要となるわけではありません。高齢になって何らかの知的能力が低下しても、最近ではスマホのリマインダー機能などで予定の管理が行われ、会社勤めやボランティア、地域の会合などに参加することができます。

認知機能の評価方法はいろいろありますが、認知症の中で最も比率が高いアルツハイマー型認知症の進行度については世界的にFAST（Functional Assessment Staging of Alzheimers' Disease）がよく用いられています（図表2-1）。FASTはADL障害の程度によって進行度を７段階に分類したもので、これを用いてアルツハイマー型認知症の進行度や今後予想される症状について説明されたものです。SCマトリクスも、FASTを参考に認知機能エリアを７レベルに分割しています。

FAST ４で症状が顕著に

FAST 1は正常であり、SCマトリクスの最も外側に位置します（レベル7）。

FAST 2は加齢によって見られる健忘症で、SCマトリクスの「環境調整レベル」に該当します。忘れたことに自覚があるため、こまめにメモをとったり、タイマーを使うなど、低下した認知機能を補完することで生活障害を伴いません。

FAST 3は、個人の努力やアイデアによって補完できる「知」の低下に収まらず、情・意の低下が起こります。日本語は主語を省くなど指示内容が伝わりにくいことが多く、コミュニケーションを成立させるために複雑な感性が求められます。また日本社会では個人より集団で作業を進めることが多く、職場での不協和音が起こりやすく、不安や自信喪失がみられます。

この時期は当事者の自我がしっかりしているため、繰り返す失敗に恐怖を抱きながら「最近、もの覚えが悪くてこまっちゃうのよね・・・年のせいね」などと周囲に取り繕います。この取り繕いは巧妙なため、短い会話では専門家さえも騙されますが、当事者は、社会とのつながりにストレスを抱き、「最近、外出が億劫になって・・・」と周囲に伝えながら、活動範囲を狭めていきます。

FAST 4は、SCマトリクスで「少介助レベル」にあたります。このレベルでは、知・情・意の全般的な低下による「中核症状（記憶、判断力、問題解決能力、実行機能、見当識などの障害）」が顕著になります。この中核症状が原因で、派生的に起こるのがBPSD（Behavioral and Psychological Symptoms of Dementia、認知症の行動・心理症状）といわれるもので、暴言･暴力、興奮、抑うつ、不眠、昼夜逆転、幻覚、妄想、せん妄、徘徊、弄便、失禁などです。

記憶障害や判断力の低下は中核症状として必ず起きており、食事、着替え、排せつなどの ADL（Activities of Daily Living）は自立していますが、それより少し複雑な動作である料理、掃除、買い物、服薬管理といった APDL（Activities Parallel to Daily Living）に支障をきたすようになります。電子レンジやテレビのリモコンなどの家電製品の扱いが難しくなると、当事者は恐怖におののきます。しかし、不安、不穏状態や抑うつ状態といった BPSD に陥るかどうかは、人によって異なります。BPSD を起こさないことが、認知症ケアの基本的な目的といってもよいでしょう。

家族や介護者は、当事者の認知症状を「病（やまい）」として受け止め、失敗をとがめたり、孤独感をつのらせたりしないようにするとともに、医師、ケアマネ、作業療法士、介護士などの専門職に相談します。この時期には、パーソン・センタード・ケア、バリデーション、ユマニチュードなど、さまざまな考え方や技法があり、これらはネット検索で詳細な情報を得られます。要は、認知症状があっても、相手を人間として尊重する姿勢を崩さず、相手によりそい、よく耳を傾けることで、BPSD が早期に解消される可能性があります。

FAST ５以降でＡＤＬ自立が難しくなる

FAST 5 は、SC マトリクスでは半介助レベルにあたり、重度の記憶障害、時間と場所の失見当があらわれます。介護者が指示してもすぐに忘れ、ADL を自立して行うことが困難になります。

時間の失見当から、季節に応じた服を選べず（真夏なのに厚いセーターを着用）、時間の流れが感じられないため同じ服を何日も着続け、下着の交換もしなくなります。場所の失見当によって、現在の自宅を自分の住まいと認識できず、不安から帰宅願望を介護者に訴えたり、屋外に出ると帰宅できなくなったりします。時間・場所の二つの失見当識が合わさると、現在の状況が理解できなくなり、入浴、着衣などの介護拒否もみられます。ただ自転車をこぐなど、身体で覚えた記憶（結晶性知能、非陳述記憶、手続き記憶）の一部は健在で、介護者と共に家事や庭の草むしりなどをしますが、常に見守りや声かけが必要になります。

FAST 6 は、SC マトリクスの 2/3 介助レベルに該当します。この時期はエピソード記憶（過去の経験、生育歴）も断片的になるため、見ず知らずの人を「近所のおじいさん」と呼んだり、自分の子どもを見ても認識できないなどの人物誤認がみられます。

結晶性知能も衰え、ADL はほとんど介助が必要になります。尿便失禁も加わり、自分で更衣ができないため定期的に下着チェックやトイレ誘導、おむつの着用が必要になります。自発的に歩くこともなくなり、下肢筋力とバランス能力も極度に低下します。空間認識力の低下により距離感がつかめず、椅子に近づく前に座ろうとして転倒リスクが高まります。

長谷川式認知症スケール（HDS-R）では、30点満点中で10点台を示すことが多くなります。歩行が困難なため車椅子での移動が多くなりますが、自発的な行動がほとんどみられなくなり、介護者が声かけをしないと寝るもしくは坐って過ごします。バランス能力の低下やフレイルの進行により自ら坐位を整えることがなくなり、坐り崩れる様子が多くみられます。モジュールタイプ車椅子（一人ひとりに合わせて、車椅子の部品交換、調整が行える車椅子）でのシーティングを行う必要があります。

FAST 5以上のレベルの症状があり、車椅子を利用している人が、自分に適さない車椅子を使っているとしたらどうなるでしょう。

痛みや息苦しさを感じているのに、その原因を理解できず、またその苦しさを言葉で伝えることができなければ、不穏状態に陥り興奮したとしてもそれは自然な反応です。

認知症になると、自分自身の感情や思いを上手に訴えることが難しくなります。シーティングをしても、坐り心地の感想や快・不快を伝えることができなければ、その分だけシーティング作業が不十分なものになりやすく、BPSDは消えにくくなります。

SCマトリクスの左下にある「表情バー」では、で表現される状態で、局所の慢性的な痛みにイライラ、不満、不調、易怒性となります。

車椅子上の姿勢が自律神経に影響

FAST 7はSCマトリクスの中心部の全介助レベルに該当します。この時期はフレイル化が進み、歩行や着座能力が喪失し、筋肉は痩せ、骨が突出します。そのため除圧性の高いクッションとティルト・リクライニング車椅子＊を使用してシーティングする必要があります。

表現できる言葉は6語以下になり、「はい・いいえ」で問いかけても意志表出できなくなります。次々に奪い取られる日常生活機能の中で最後まで残り、そして最後に失う機能は嚥下・摂食機能です。このようなレベルに至ると、意識は混濁し、ミキサー食をスプーンに乗せて食事介助しても、食事と認識できないようになります。

車椅子上の不良姿勢のストレスが蓄積すると、最後には、「心因性無反応」といわれる状態に追い込まれます。主に環境が原因で心理的に大きなダメージを受けたときに起こる一時的な心理的反応で、周囲の働きかけにまったく反応しなくなることをいいます。

この時期は、マトリクスの左下の表情バーのに該当します。この状態を「自律神経の状態」で説明すると次のようになります。

自律神経には交感神経と副交感神経がありますが、交感神経は「活動的な心身状況」をつかさどる神経で、副交感神経は「穏やかな心身状況」をつかさどります。ライオンが小動物を追いかけるときに働くのが交感神経で、小動物を食べて、消化・吸収しているときに働くのが副交感神経です。身体の各臓器や機能は、図表２－２のように交感神経／副交感神経が交互に働きます。

図表 2-2 身体機能と交感／副交感神経の作用一覧

	交感神経	副交感神経
心身の状態	緊張	リラックス
呼吸	早くなる	ゆっくりになる
骨格筋	緊張	弛緩
末梢血管	収縮	拡張
血圧	上昇	下降
心拍	増加	減少
瞳孔	拡大	縮小
唾液の分泌	減少 / 濃くなる	増加 / 薄くなる
消化液の分泌	抑制	促進
胃腸の働き	抑制	促進

シーティングが不十分で、ストレスフルな不良坐位姿勢で長い時間放置されると、交感神経が優位になり､次のような症状が生まれると考えられます。

・唾液や消化液の分泌が減少し、ぜん動運動が抑制される→ 消化吸収機能が低下し、栄養状態が悪化する。

・末梢血流が低下し、筋緊張(きんきんちょう)が亢進(こうしん)する→ 血流が悪化し、褥瘡の発生、治癒困難になる。

・呼吸が早く、浅くなるとともに嚥下しにくくなる→ 酸素飽和度の低下、栄養状態の悪化や誤嚥性肺炎の発生。

・白血球の中の顆粒球(かりゅうきゅう)が増え、炎症状態をきたしやすい身体となる → 褥瘡や肺炎での尿路感染症が治りにくい。

このほかにも､交感神経の優位が続くと､医師からは｢自律神経失調症｣と診断され､頭痛、めまい、冷え、食欲不振、血圧の乱高下などさまざまな不定愁訴(ふていしゅうそ)が起こります。BPSDなどの原因の一部になることも容易に想像できます。

シーティングによって自律神経失調症が治るとはいえませんが、以上の症状やBPSDなどの改善につながることはよく経験されることです。シーティングをしなければ、やがて坐位が苦痛になり、「寝たきり」といわれる状態に陥ります。ベッド上で天井ばかりを見ているのと、車椅子で移動しながら、さまざまな風景を楽しめるのとでは精神的な広がりもまったく異なります。車椅子移動ができれば他者との交流も生まれやすくなり、緊張もあるけれど、気分転換にもなり、自律神経を安定させることに間違いなく一役買います。

FAST7では､やがて食思不振や嚥下機能の低下により､脱水と低栄養を引き起こします。そして褥瘡や誤嚥性肺炎、さまざまな感染症の罹患(りかん)リスクが高まり、心拍は徐脈(じょみゃく)で、呼吸数・血圧とも低く、最終的には昏迷(こんめい)を呈し静かに息を引き取ります。

痛みや筋緊張亢進からの無動状態

繰り返しになりますが、車椅子が身体状況に合っていないと、身体の局所に圧が集中し、関節や筋肉が余裕のない状態まで引き伸ばされます。あるいは、坐位姿勢が安定したものにはならず､姿勢保持のために過剰な努力が必要になります。そういう状態が放置されると、

・痛みが発生する

・全身的にも局所的にも、身体を動かせない

図表 2-3 シーティングしないことによる二次障害

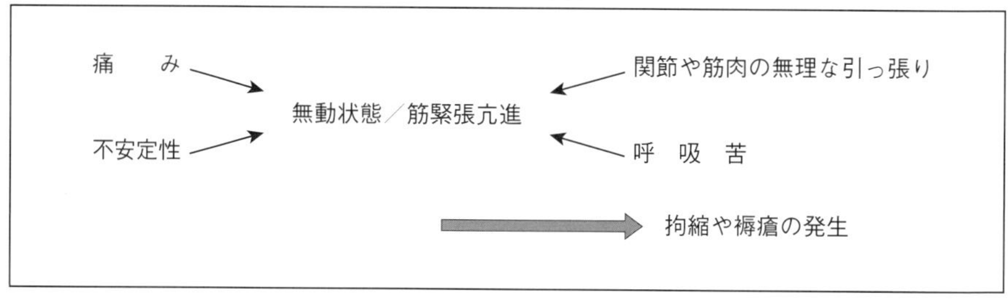

・身体がこわばり、筋緊張が亢進する

といったことが起きます（図表 2-3）。硬くこわばったまま動けない状態では、呼吸もしにくく褥瘡ができやすくなり、さらに拘縮が進行します。

シーティングで、このような状況が大きく改善されます。車椅子上で身体を硬くこわばらせたまま動けなかった方が、安楽に坐れるようになると、自分なりに手足を自由に動かすようになり、その変化は、車椅子シーティングの大切さを直接に実感させてくれます。

シーティングは個々の疾病状態や健康項目に影響を与えるとともに、一人の人間が置かれている「状況そのもの」を大きく変えることがあります。シーティングを終えた瞬間に表情が和らぎ、笑顔を見せる人が少なくありません。それがシーティングのやりがいでもあります。（**以上　串田、大渕**）

Ⅱ ADL（Activities of Daily Living、日常生活動作）

ADL 評価とシーティング

ADL 評価は、医療機関や介護保険制度においても利用者の生活を把握するために大変重要な項目です。ADL 評価の目的は、利用者の日常生活活動を把握することですが、利用者の自立支援をサポートする福祉用具の選択などのヒントにもなります。

ADL 評価には多くの種類があります。介護保険では 2021 年の介護保険改正で、「バーセル・インデックス」（Barthel Index、図表 2-4）が高く位置づけられています。国は、介護を科学的に評価するための「LIFE」（Long-term care Information system For Evidence、長期介護情報システム）＊という情報システムを導入しています。

医療機関のリハビリテーションでは、主に、「バーセル・インデックス」と「機能的自立度評価法」（FIM、Functional Independence Measure、図表 2-5）が使われており、回復期リハビリテーションでは FIM が基本となっています。

バーセル・インデックスは、米国で理学療法士のバーセルらが開発したもので、当事者が自らの「できるＡＤＬ」を容易に評価できることが特徴です。

FIM は米国でリハビリテーションの統一的なデータベースとして開発されたもので、リハ

図表 2-4 バーセル・インデックス

項目	点数	判定	基　準
①食事	10	自立	自力で食事をとり、妥当な時間内で食べることができる。自助具を用いても構わない
	5	部分介助	食べ物を切るなどに何らかの介助もしくは見守りが必要
②車椅子とベッド間の移乗	15	自立	●車椅子をベッドに近づける　●車椅子にブレーキをかけ、フットサポートを上げる　●ベッドに移る　●臥位になる　●ベッドに腰かける　●車椅子の位置を変えるの移乗　以上の動作が可能
	10	最小限の介助	最小限の介助または安全のための見守り、指示が必要
	5	移乗の介助	自力で臥位から起き上がり腰かけることができるが、移乗に介助が必要
③整容	5	自立	●手・顔を洗う　●整髪する　●歯を磨く　●ひげを剃る　女性の場合は化粧を含める
④トイレでの動作	10	自立	●トイレの出入り　●ファスナーの使用、衣類の操作に介助が必要
	5	部分介助	バランスが不安定である。トイレットペーパーの使用、衣服の操作に介助が必要
⑤入浴	5	自立	どのような方法でも構わないが、以下のすべての動作が自力でできる　●浴槽の出入り　●シャワーを使う　●身体を洗う
⑥移動	15	自立	介助や援助なしに45m以上歩くことができる。義肢・装具、歩行器（車付きを除く）を使用しても可。装具を使用する場合は、自力でロック操作と脱着が可能であること
	10	部分介助	わずかな介助や見守りがあれば45m以上歩ける
	5	車椅子使用	歩くことはできないが、自力で車椅子の操作ができる。車椅子で、方向転換や、各場所に的確に近づくことができる。歩行可能な場合は採点しない
⑦階段昇降	10	自立	介助や見守りがなくても安全に階段昇降ができる。手すりや杖、クラッチの使用は可
	5	部分介助	介助や見守りが必要
⑧更衣	10	自立	ふだん使用している衣類や靴、装具の着脱が行える
	5	部分介助	介助を要するが、作業の半分以上は自力で可
⑨排便自制	10	自立	排便の自制が可能で失敗がない。座薬や浣腸の使用も含める
	5	部分介助	座薬や浣腸の使用に時間を要する。ときどき失敗する
⑩排尿自制	10	自立	排尿の自制が可能で失敗がない。集尿バッグなどの装着や清潔管理が自立してできる
	5	部分介助	ときどき失敗がある。準備が間に合わない

出典：ゴールド・マスター・テキスト日常生活動作学（ADL）

ビリテーションのADLを評価する方法ですが、専門職だけではなく、すべての医療介護職が共通して使えるものとして開発されました。SCマトリクスでは基底部にFIM評価の数値が配置されています。本書では、とくに福祉用具の選定に重要なFIMの使い方を紹介します。

FIMの特徴は、対象者が最大限努力して行う動作（「できるADL」）ではなく、実際に行われている動作（「しているADL」）を観察して評価することです。退院後にも自立的に行える動作で、生活上のウィークポイント、ストロングポイントをはっきりさせることができます。たとえば、「できない動作」でも「福祉用具を用いるとできる動作」も多くあります。

ここではシーティングに関係する「簡易坐位能力分類」（図表2-6）と合わせて説明していきます。

LIFE（Long-term care Information system For Evidence）介護の科学化・エビデンス化をめざし、利用者の状態やサービス内容などの情報を幅広く蓄積するデータベース。旧「CHASE」。

図表 2-5 FIM の評価項目（項目のみ）

FIM（Functional Independence Measure）とは

・６つの大項目（セルフケア、排せつコントロール、移乗、コミュニケーション、社会的認知）と 18 の細目動作で構成されている

・運動項目　91 点、認知項目 35 点　合計 126 点

・重度障害のある利用者にシーティングを行うと ADL が向上

大項目	中項目	小項目
運動項目	セルフケア	①食事
		②整容
		③清拭（入浴）
		④更衣（上半身）
		⑤更衣（下半身）
		⑥トイレ動作
	排せつコントロール	⑦排尿動作
		⑧排便動作
	移乗	⑨ベッド・椅子・車椅子
		⑩トイレ
		⑪浴槽・シャワー
	移動	⑫歩行
		⑬階段
認知項目	コミュニケーション	⑭理解
		⑮表出
	社会的認知	⑯社会的交流
		⑰問題解決
		⑱記憶

図表 2-6 簡易坐位能力分類

1. 坐位に問題なし
   とくに姿勢が崩れたりせずに坐ることができる
   自分で坐る姿勢が変えられる
2. 坐位に問題あり
   姿勢が徐々に崩れ、手で身体を支える
   自分で坐る姿勢を変えることができない
3. 坐位がとれない
   坐ると頭や身体がすぐに倒れる
   リクライニング車椅子やベッドで生活している

・評価のときは、現在の車椅子に坐り、10 ～ 20 分程度で姿勢の変化を見ながら記録する

・利用者が自分で姿勢を調整できる場合は、坐位に問題なしの評価となる

出典：身体拘束ゼロマニュアル・褥瘡対策の指針
（シーティング技術のすべて：p.94）

FIM 全体とシーティングの視点

FIM の採点基準は１～７点になります（図表 2-7）。

７点の「完全自立」とは、道具や福祉用具を使用しない状況です。坐位姿勢に「問題あり」のレベルでも、坐位姿勢が安定し、福祉用具を適切に使用することで自立可能な場合は、「修正自立」といい、６点になります。FIM によって介助量を数値化して、本人の自立意識を促すことで、介助負担の軽減を考えることもできます。

FIM の「運動項目」では（図表 2-8）、シーティングで坐位が安定すれば、食事、整容、トイレ動作、移乗、トイレ移乗、移動の項目で、すぐに変化がみられることが多くあります。「移乗動作」では、とくに高齢女性では変形性膝関節症などのために、立ち上がり動作が難しい利用者もあり、モジュール型車椅子と移乗ボードを使うことで、安全性や自立度が

図表 2-7 FIM 採点基準

点数	介助者／手出	運動項目	介助者／手出	認知項目
７点 完全自立	不要	道具も不要、時間も適当	不要	道具も不要。時間が適当
６点 修正自立	不要	補助具が必要。時間がかかる。 安全性への配慮が必要	不要	補助具必要。時間がかかる。 安全性への配慮が必要
５点 監視・準備	——	監視、指示、促し、準備が必要	——	監視、指示、促し、準備が必要。 90%以上は対象者が自力で行う
４点 介助最小	——	実際に対象者に触れて介助する	——	75%以上 90%未満は対象者が自力で行う
３点 中等度介助	必要	介助量は 50%未満。 半分以上は対象者が自力で行う	必要	介助量は 50%未満。 半分以上は対象者が自力で行う
２点 最大介助	必要	介助量は 75%未満	必要	介助量は 75%未満。25%は対象者が自力で行う。 25%は対象者が自力で行う
１点 全介助	——	介助量が 75%以上、 25%未満を自力	——	介助量が 75%以上、25%未満を自力で行う。 ２人介助

出典：ゴールド・マスター・テキスト日常生活動作学（ADL）

図表 2-8 FIM の評価内容・運動項目

項目	内容
食事	食事が適切に用意された状態で、食物を口に運ぶ動作から、咀嚼・嚥下
整容	口腔ケア、洗顔、手洗い、整髪、化粧または髭剃りの５動作
清拭	身体を洗う、拭く動作を採点。洗う範囲は首から下（背中を含まない）
更衣（上）	腰より上の更衣
更衣（下）	腰より下の更衣
トイレ動作	会陰部の清潔、およびトイレ、差し込み便器使用前後の衣服、生理用品
排尿管理	排尿のコントコール。必要な器具や薬剤の使用を含む
排便管理	排便のコントロール。必要な器具や薬剤の使用を含む
移乗	ベッド・椅子・車椅子間の移乗。往復。歩行の場合、立ち上がり動作も含む 移乗の際の車椅子位置を整えるなどの動作は評価動作でなく、事前準備
トイレ	便器に移ること、および便器から離れること
浴槽移乗	浴槽またはシャワー室の出入り動作
移動	歩行、平地での車椅子使用を評価する
階段	屋内の 12～14 段の階段を昇降すること。エレベーターの使用は考えない

出典：kinose@seating.jp

高くなります（図表 2-9）。

また、「全介助レベル」では、シーティングと移乗リフトを同時に検討することで、安全な移乗方法と安全な坐位姿勢の確保が可能になり、介護者の腰痛予防につながります。食事の評価では、食べながら坐位姿勢が崩れると、半分も食べられなくなるため、中等度以上の介助が必要となります。しかし、坐位姿勢が安定すると 30 分程度の時間で食事を全部とることができる場合があります（図表 2-10）

「修正自立」レベルでは、食事の食べこぼしが多かった利用者が、シーティングを行う

図表 2-9 移乗評価と実際のポイント

点数	移乗方法	坐位能力と福祉用具
7	装具や手すりが不要で自力で移乗している	フットサポートのスウィング
・・6	手すりなどが必要	フットサポートのスウィング
・1～5	介助、監視、準備が必要	移乗ボード
—	４点から１点の目安	移乗ボード
4	患者の「まさか」のときのために触れる程度	
3	軽く引き上げる	リフトによる安全・安心、腰痛予防
2	しっかり引き上げる、回す	リフトによる安全・安心、腰痛予防
1	全介助、２人介助	

出典：kinose@seating.jp

図表 2-10 食事の評価と実際のポイント（基本は坐位・立位・歩行の状態）

点数	手助け程度	手助け内容	坐位能力
7	完全自立	すべての性状の食物を皿から口まで運び、咀嚼して嚥下できる	Ⅰレベル
6	修正自立	時間がかかる。自助具を使用する。部分的に非経口的栄養に頼り、自分で準備、片付け	Ⅰ
5	監視・準備	準備や監視が必要、自助具の装着をしてもらう	Ⅰ～Ⅱ
4	最小介助	食事動作の 75%以上を行う	Ⅱレベル
3	中等度介助	食事動作の 50%以上 75%未満を行う	Ⅱ～Ⅲ
2	最大介助	食事動作の 25%以上 50%未満を行う	Ⅲレベル
1	全介助	食事動作の 25%未満しか行わない	Ⅲ

出典：kinose@seating.jp

ことで、こぼさずに食べられるようになります。また、福祉用具の使用では、車椅子用テーブルはケアプランの「短期目標」に記載し、食事時間やおやつの時間に使うことで、動作の自立度が高くなり、身体拘束を予防することができます。

「移動」では、施設内で 15 mの車椅子走行が難しかった利用者が、身体寸法に合わせたモジュール型車椅子を使うことで、居室から食堂まで自由に移動が可能になったケースがあります（図表 2-11）。

本人の自立度が高まるだけではなく、車椅子の押し手のハンドル部分の高さ調整ができるタイプでは、介護者の腰の負担が軽減されることがよくあります。

FIM での食事採点方法の注意点

食事は、利用者の一日のメインイベントであり、なお生きることに直結するものですから、少し採点方法を説明します。配点方法は、図表 2-10 の通りですが、以下の点に注意してください。

採点は、食事が適切に用意された状態で、適当な食器を利用して、食物を口に運ぶ動作から、咀嚼し、嚥下するまでです。

・準備：食形態の工夫（キザミ食、小さく切り分ける）。

図表 2-11 移動の実際のポイント（坐位状態であれば平地・車椅子での評価）

点数	移動の採点のポイント	坐位能力と福祉用具
—	50m可能	—
7	完全自立：介助なしで自立	—
6	修正自立：介助なしだが補助具が必要	モジュラー車椅子
5	監視または準備：監視が必要	モジュラー車椅子
4	最小介助：介助量が 25%以下	モジュラー車椅子
3	中等度介助：介助量が 25%以上	モジュラー車椅子
	50m不能	—
2	最大介助：15m介助が必要、介助量 75%以下	—
1	全介助：15m 介助が必要、介護量が 75%以上	—
	15m 以上 49m 未満で自立であれば５点 介助量の目安：４点：患者に手を添える程度	簡易電動車いすなど

参考文献 『作業療法学　ゴールド・マスター・テキスト日常生活活動学（ADL）』
メジカルビュー社 2016）（木之瀬）出典：kinose@seating.jp

・配膳下膳：採点には含まない。

・食物をとる：食物を集めてまとめる。スプーンなどの食器で食物をとる。

・口に運ぶ：口に食物を運ぶ。

・咀嚼する：食物を咀嚼して細かくする。食塊（しょっかい）を形成する。

・嚥下する：食塊を嚥下する。

・装具や自助具を用いている場合は、自立して食事ができていても修正自立（６点）

・これらの動作のうち全体のどの程度で介助が必要か、その割合で点数をつける。

補足

・準備の内容:エプロンを付ける、ふたを開ける、袋をやぶる、バター、ジャムを付ける、食物を刻む（最初から刻まれていれば準備にはならない）

・胃ろうでも自身で管理して注入していれば６点

・箸は難しすぎるため、使えなくても一般的なスプーンやフォークで食事できれば７点

・関わる福祉用具（具体例）：食事用エプロン、片手用皿、スプーン、箸、カットテーブル

（以上、木之瀬）

Ⅲ保清／皮膚

保清

清潔を保つ意義は３つあります。①生理的な側面、②心理的な側面、③社会的な側面です。①の生理的な側面では、皮膚や髪の汚れを取り除き、細菌感染を予防し、新陳代謝を促

します。これには身体の外側の汚れを落とす行為と、歯磨きなどで口腔内を正常に保つ口腔内衛生があります。

入浴によって体表に付着した皮脂や埃(ほこり)などを取り除くことは、皮膚バリアを強固に保つことになります。皮膚バリアが脆弱(ぜいじゃく)になると、活動によって生じる圧迫や摩擦によって皮膚が傷つけられ、褥瘡や蜂窩織炎(ほうかしきえん)など傷口からの感染症に罹(かか)りやすくなります。ドライスキンによる掻痒(そうよう)感は、認知症者のBPSDを増悪させるなどメンタルにも支障を与えます。また爪を整えることで、爪で皮膚を掻く際の皮膚の損傷を防ぎ、感染リスクを引き下げることになります。手洗いは、コロナやノロウィルスなどの接触感染を予防します。

食後の歯磨きなどの口腔内衛生を怠ると、唾液を介して口腔内細菌が血管に侵入し、身体の隅々まで運ばれますし、不顕(ふけん)性誤嚥（むせないで起こる誤嚥）などの原因になります。

②の心理的な面では、身体を清潔に保つことで、気持ちよく生活することができます。とくに日本人は、入浴によって心身を清めるという意識が強く、概日(がいじつ)リズムを整え、生きる活力が湧いてきます。入浴以外にも、朝の洗顔、男性では髭剃り、女性ではスキンケアや化粧をすることで、休息モードから活動モードへの切り替えが行われます。

③の社会的な側面としては、清潔に保つことで、周囲の人に気後(きおく)れなく気持ちよく接することができ、コミュニケーションの意欲が増します。

「保清」をSCマトリクスの「Ⅱ　ADL」と「Ⅳ　参加」の間に配置したのは、保清が、社会的な側面に不可欠だからです。社会参加をする上で、保清、整容は、自信にもつながり、また他者へのエチケットにもなります。（串田）

高齢者の皮膚

皮膚は表皮と真皮、皮下組織からなっており、体の表面をおおっている層のことで、体の内外を区切る境をなしています（図表2-12)。

皮膚には柔軟性があり、皮下組織がクッション役を果たして、外部からの機械的な力に対して内部組織の損傷を防いでいます。知覚としては、感覚神経により、触覚、痛覚、温冷覚などがあります。

図表 2-12 皮膚の構造

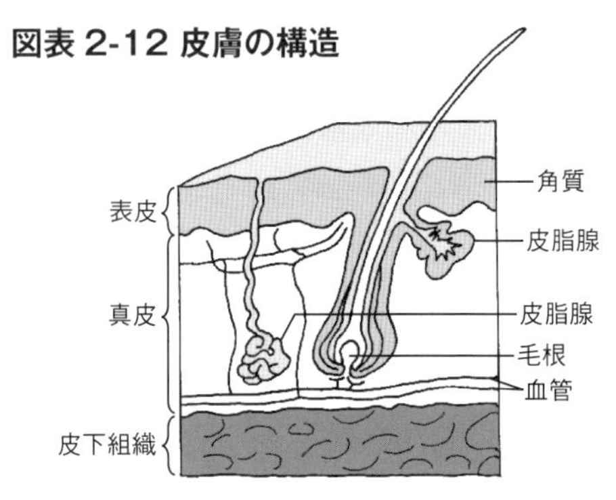

高齢者の皮膚は、表皮・真皮の層が薄くなり、表皮と真皮が平たん化して、この間にずれが生じたり、剥離(はくり)が起こりやすくなります。皮膚の弾力性が失われることで皮膚はぜい弱化します。そして、加齢に伴い、皮膚は光沢を帯びたようになり、真皮のコラーゲンやエラスチンが減少して、しわや静脈が見えやすくなります。

このように、皮膚の柔軟性が低下して硬くなると、水分が減少して、「ドライスキン」という状態になります。この状態は、皮膚のバリア機能が低下して乾燥し、皮膚はちょっとした刺激にも過敏に反応して、「かゆみ」を感じやすくなります。さらに掻くことで水分が蒸発するという悪循環が起こり、いわゆる「かさかさした」状態になります。「かゆみ」が強いことと掻きむしりなどで、つらい訴えがあります。

「スキン・テア（皮膚裂傷）」といわれるのは、「摩擦・ずれによって、皮膚が裂けて生じる真皮深層までの損傷」です。高齢者の皮膚に起こりやすいことから、医療従事者や介護者の不適切なケアによって生じたものと受け止められることもあるので注意が必要です。

高齢者の乾皮症（かんぴ）は、加齢に伴い、皮脂や汗の分泌が減少し、皮膚の角質の水分保持機能が低下する症状です。ケアと治療の基本は保湿剤を用います。

褥瘡とは

褥瘡（床ずれ）は、身体に加わった外力によって、骨と皮膚表層の間の軟部組織の圧迫とずれによって、血流の低下あるいは停止することが原因です。この状況が一定時間持続されると組織は不可逆的な阻血障害に陥り、床ずれになります（日本褥瘡学会 2005 年）。褥瘡が悪化し、菌が血管内に大量に侵入し、敗血症で亡くなることは今でも少なくありません。

褥瘡分類

褥瘡の評価は、世界的には米国褥瘡諮問委員会（NPUAP）のものが基本にあり、国内では日本褥瘡学会の分類法「DESIGN-R」（「デザイン・アール」と読む）が使われます（図表 2-13）。DESIGN-R とは、D ＝深さ、E ＝滲出（しんしゅつ）液、S ＝大きさ、I ＝炎症、G ＝肉芽組織、N ＝壊死組織、P ＝ポケット、R ＝評価です。

その中でも、「深部組織損傷」（DTI、Deep Tissue Injury）は、外観からの推測は難しく、体内で圧力による負荷および虚血による代謝障害から組織壊死が起こっている状態をいいます。強い負荷が加わった場合など、疑いを持って対応することが大切です。

褥瘡発生のメカニズム

褥瘡は、外力（圧力＋ずれ力）により、①阻（虚）血性障害、②再還流障害、③リンパ系機能障害、④機械的変形の４種類の機序が複合的に関与し、細胞死・組織障害として発生すると考えられています。

DESIGN-R 分類は、褥瘡の「深さ」を「ｄ０」から「Ｄ５」の６段階で評価しています（図表２-13 上段）。

DESIGN-R 分類のほかにも、褥瘡発生予測方法には、「ブレーデンスケール（Braden

図表 2-13 DESIGN-R　図の階層は、上から表皮、真皮、皮下組織。「スラフ」は、血流障害によっておこる組織・細胞の壊死で、水分を含んだやわらかい黄色のもの。「エスカー」は乾燥した堅い壊死組織

DESIGN-R 深さ（2008）	ｄ０ 皮膚損傷・発赤なし		ｄ１ 持続する発赤	ｄ２ 真皮までの損傷	D３ 皮下組織までの損傷	D4 皮下組織を越える損傷	D5 関節腔・体腔に至る損傷	U 深さ判定が不能な場合
NPUAP 分類（2007 改訂版）		ＤＴＩ疑い 圧力およびまたはせん断力によって生じる皮下軟部組織の損傷に起因する限局性の紫または栗色の皮膚変色または血疱	ステージ１ 通常骨突出部位に限局する消退しない発赤を伴う損傷のない皮膚。暗色部位の明白な消退は起こらず、その色は周囲の皮膚と異なることがある	ステージⅡ スラフを伴わない赤色または薄赤色の創底をもつ浅い開放潰瘍として現れる真皮の部分欠損。破れていない、または開放した／破裂した血清で満たされた水疱として現れることがある	ステージⅢ 全層組織欠損。皮下脂肪は確認できるが、骨、腱、筋肉は露出していないことがある。スラフが存在することがあるが、組織欠損の深度がわからなくなるほどではない。ポケットや瘻孔が存在することがある	ステージⅣ 骨、腱、筋肉の露出を伴う全層組織欠損。黄色または黒色壊死が創底に存在することがある。ポケットや瘻孔を伴うことがある		判定不能 創底で、潰瘍の底面がスラフ（黄色、黄褐色、灰色または茶色）および／またはエスカー（黄褐色、茶色または黒色）で覆われている全組織欠損

出典：車椅子を知るためのシーティング入門（DESIGN-R 深さ項目＝2008 年、ＮＰＵＡＰステージ分類＝2007 年改訂版）

Scale)」や「ＯＨスケール」が一般的に使われています。

一般的な褥瘡発生の局所要因としては、圧力、ずれ、摩擦、皮膚の湿潤があげられます。全身的要因では、低栄養状態、貧血、知覚･運動麻痺、意識障害、基礎疾患、発熱、脱水、年齢などがあります。その他の因子として病床環境、本人の意欲、家族、医療関係職などの関わりがあります。いわゆる「寝たきり状態」で発生する褥瘡の予防には、適切な坐位姿勢を確保することと、発赤をみつけたら即座の対応が必要です。

褥瘡の好発部位

褥瘡は骨突出部に好発しますが、次のように、体位により好発部位は異なります（図表2-14）。

仰臥位（仰向け）：後頭部、肩甲骨部、肘頭（ちゅうとう）（ひじの頂点）部、仙骨部、踵部（しょうぶ）

側臥位：腸骨部、大転子部、外顆（がいか）（くるぶし）部

腹臥位：上前腸骨（じょうぜんちょうこつ）部、膝関節部

坐位：坐骨結節部、尾骨・仙骨下部など。車椅子の不適合な坐位姿勢や車椅子クッションが合わない場合などに褥瘡が発生します。

局所要因は、物理的要因ともいわれ、垂直の圧力とともに、ずれによって「せん断応力」*が働きます。皮膚表面だけではなく、とくに骨部と接触する深部組織に、より大きな障

図表 2-14 褥瘡好発部位

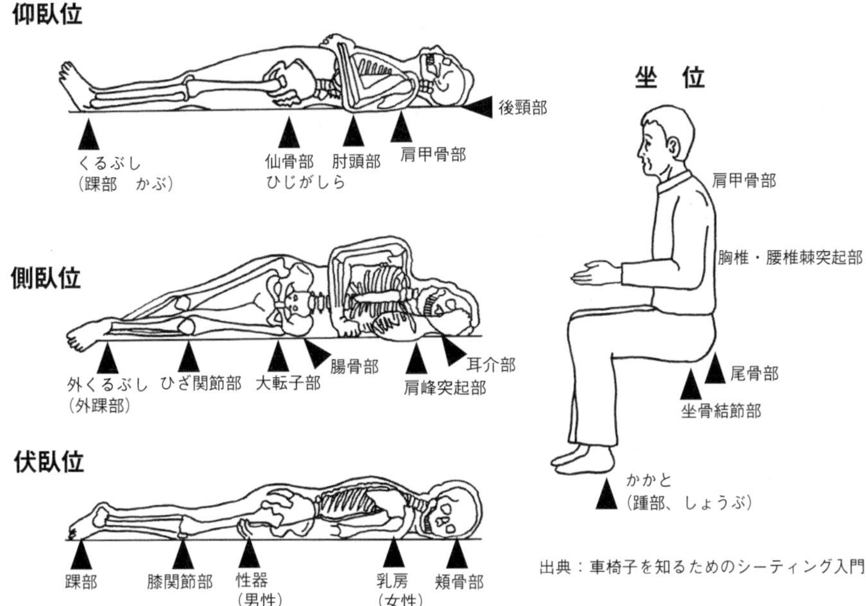

出典：車椅子を知るためのシーティング入門

害を与えるといわれています。

＊せん断応力（だんおうりょく）　はさみのように、ものを反対の両側から平行に切る力をせん断力といい、せん断力に対して、切られるものの側に発生する力をせん断応力という。

坐位能力分類の対応

シーティングは、一般的に坐位能力分類により、椅子や車椅子の座（シート）と背（バックサポート）から考えますが、シーティング連携（SC）マトリクスを使う場合、さらに時系列的にアセスメントを行います。マトリクスの中央の縦線で表現されているホッファーの坐位分類では、手で体幹を支えることなく坐位が可能か、片手あるいは両手での支えが必要か、坐位不能に分けられます。

「自立歩行期」でも、転倒などのリスクがあるので、歩行器や杖などによる歩行状態を確認した上で、椅子坐位姿勢をチェックする必要があります。認知症があると、臀部の痛みなどが理解できずに褥瘡へと進行する場合があります。身体寸法と合わせた椅子やテーブルの設定が利用者の自立度を保つことになります（たとえばペルチェアの利用。107ページ参照）。

坐位を保持するのに手の支持が必要な場合、車椅子上では、絶えずアームサポート（ひじ掛け）を握っていたり、アームサポートにもたれかかっています。自分で姿勢が変えられないと体幹が自然に前に滑り出します。シーティングしなければ、転落・滑り落ちを防

図表 2-15 基本動作能力における用語の定義

ベッド上での「自力体位変換」	自力で体の向きを換えること
椅子上での「坐位姿勢の保持」	とくに姿勢が崩れたりせず坐ること
坐位時の除圧	自分で坐り心地をよくするために姿勢をかえることや、立ち上がるなどの動作で圧力を軽減すること
病的骨突出	仙骨部の場合、両殿部の高さと同じか、または突出している状態
関節拘縮	四肢の関節可動域制限があること
栄養状態低下	褥瘡発生を予防するために必要な栄養が適切に供給されていないこと。アルブミン値を指標としている。

ぐために抑制帯で固定されることがあります。シーティングを行うと一時間程度は坐位姿勢を安定させることができ、食事動作やアクティビティが行いやすくなります。

「寝たきり」といわれる状態の利用者さんには、モジュール型車椅子や座位保持装置、ベルト類を使うことで坐位姿勢が保てることが多くあります。このとき、いわゆる「フルリクライニング車椅子」（単にバックシートが倒れるだけの車椅子、136 ページ参照）といわれるものに坐るのでは、離床して坐位をとっているとはいえません。

「褥瘡予防・管理ガイドライン」（第４版）のシーティング

日本褥瘡学会編集の褥瘡対策の指針から、看護計画における椅子上での圧迫・ずれ力の排除に関する対応について示します。危険因子の評価項目は、「あり・なし」で行います。必要な用語の定義は図表 2-15 の通りです。

褥瘡予防ケアのもっとも効率的な方法（アルゴリズム）は、対象者の自力体位変換能力、皮膚のぜい弱性、筋萎縮や関節拘縮の度合いをアセスメントすることからはじめます。

その後、坐位でのクッション選択とシーティング、臥位でのマットレス選択、体位変換、ポジショニング、患者教育、スキンケア、物理療法、運動療法を選択し、これらを実施します。

褥瘡のリハビリテーション対応は 14 項目あり、そのうちの８項目はシーティングに関わるものです。褥瘡予防では、脊髄損傷者のものが多くありますが、高齢の利用者に対しても応用できます。

1）褥瘡発生予測

利用者さんの褥瘡発生に対して、褥瘡の病歴がある場合、再発に注意することが勧められます。多くは再発を繰り返していることが多く、その原因を見極める必要があります。

2）褥瘡発生前ケア

褥瘡予防の方法として、接触圧を確認しながら指導することがよいとなっています。一般的な褥瘡リスクの高い利用者には、シートタイプの圧分布測定装置を用いて、坐骨結節

図表 2-16 圧分布測定装置とその映像

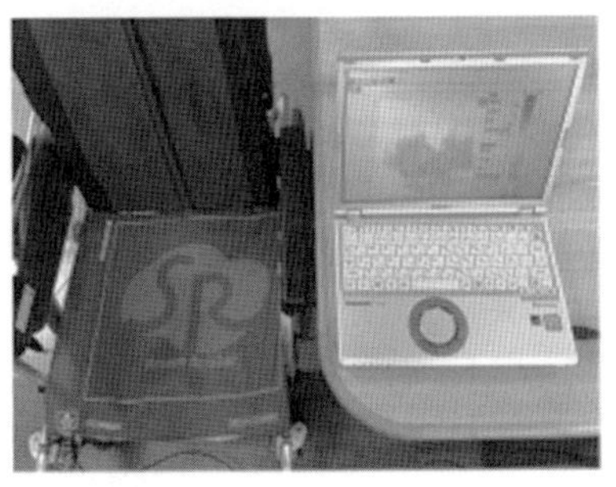

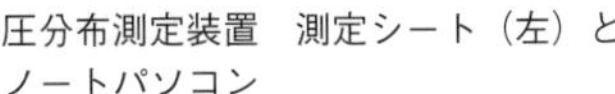

圧分布測定装置　測定シート（左）と
ノートパソコン

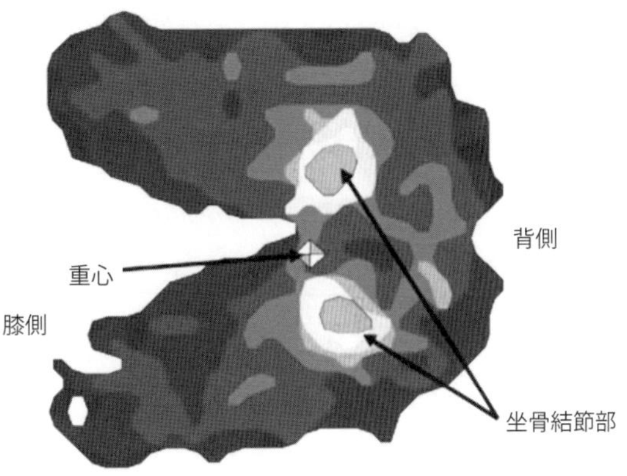

圧分布測定はクッションの選定・適合、痛み、褥瘡予防では必須項目

部、尾骨部、大転子部などの接触圧を計測します。手のひらサイズの簡易圧力計では、坐位の場合、どこに高い圧力がかかっているのかわかりにくいことが多くあります。

褥瘡発生の物理的因子として、せん断応力が大きく作用します。現在のシートタイプの圧分布測定装置では、せん断応力の測定はできず限界がありますが、利用者さんの痛みの状況と合わせて圧分布測定は重要な項目となっています（図表 2-16）。

3）体圧分散クッションの選択

高齢者の坐位では、痛みの除去や褥瘡予防には、介護保険で利用する体圧分散クッションを使用することが勧められるとなっています。一般的な体圧分散性の高いクッションは、高機能なクッション類で、厚生労働省の分類では、空気量調節式クッションやゲル、流動体、特殊空気室構造クッションなどになります。クッションの選定・適合では圧分布測定は必須の項目になります。

4）坐位時間

自分で姿勢変換ができない高齢者は､連続坐位時間を制限するように勧められています。車椅子を使用する高齢者の坐位の制限時間については、体調や栄養状態、疾患、障害よる影響もあり、数値化しにくいのが現状です。しかし、一般的なシーティングの対応では食事やアクティビティを行う際の目安として１時間程度の確保を目指します。

１時間程度の坐位時間が確保されると、食事などを含め１日３回以上の坐位環境が整い、休息姿勢も考慮すると時間の延長が可能になります。ケアプランにおいては、体力や坐位能力と合わせて食事時間、休息時間、臥位時間などが個別離床プログラムとして設定されることが求められます。

5）坐位姿勢変換

坐位姿勢変換を、どのくらいの間隔で行う必要があるかというと、教科書的には、自分で姿勢変換ができる場合には、15分ごとに姿勢変換を行うとなっていますが、お尻のプッシュアップを15分おきに行うのは現実的ではありません。とくに坐位不能レベルの高齢者や片麻痺者は自身では除圧動作はできません。その場合、坐位姿勢の変換は、車椅子のティルト・リクライニング機能付きモジュール型車椅子を高機能な車椅子クッションと合わせて活用することで減圧効果が高められます。

6）坐位姿勢

坐位姿勢については、坐位基本姿勢やホッファーの坐位能力分類などが該当し、評価・対応を行うことになります。

7）円座（ドーナツ型クッション）

車椅子クッションとして円座を用いることはよくないとされています。円座使用はエビデンスがないばかりか、姿勢の崩れや褥瘡リスクが高くなるとされます。

８）発生後ケア

浅い褥瘡を有する患者が、車椅子での坐位生活を維持するには、適切な坐位姿勢、クッションの選択、そして坐位時間の制限を行うようにとなっています。

一般的なリハビリテーションでは、褥瘡発生後、リハ訓練が中止となることが多くありましたが、浅い褥瘡がある場合、褥瘡の発生部位を視覚的に確認し、褥瘡チームと連携して対応を行います。

浅い褥瘡が仙骨部にできた高齢者の臥位姿勢では、褥瘡予防寝具やエアマットレスを使用して治療を行います。

しかし、臥位姿勢では、必ず仙骨部が接触するため、車椅子での坐位姿勢で圧力軽減をはかります。股関節の屈曲制限等がなければ、「滑り坐り」（ずっこけ坐り、49ページ参照）にならない対応を行うことで、仙骨部の圧迫は軽減します。また、尾骨部の褥瘡は、ベッドの挙上（きょじょう）や、車椅子上での滑り坐りにより発生することが多く、発生原因の確認と合わせて車椅子シーティングの対応を行います。

以上は、車椅子シーティングによる褥瘡予防の流れです。リハビリテーションにおけるシーティングによってはベッド上での褥瘡対応だけでなく、離床環境を整え、自立的な生活支援が可能となります。（**以上　木之瀬**）

Ⅳ参加

WHOが提唱しているICF（International Classification of Functioning, Disability and Health：国際生活機能分類）は、日本のみならず世界中の医療・福祉の基礎になっています。

ICFでは、生活機能（心身機能・活動・参加）と背景因子（環境・個人因子）が双方向的に円滑に機能することで、国・地域や個々人の価値観によって異なる「健康」という概念を簡潔に評価し、適切な方向性を探る手段となっています。

2019年に発生した新型コロナウィルスによるパンデミックで、自身が健康であっても「感染防止」のために、人との交流など自由な活動を阻害されることで、私たちはストレスを覚え、長期に及ぶと、うつや廃用症候群など何らかの健康被害が発生します。

図表 2-17「健康」とはさまざまな因子がらかみあっている

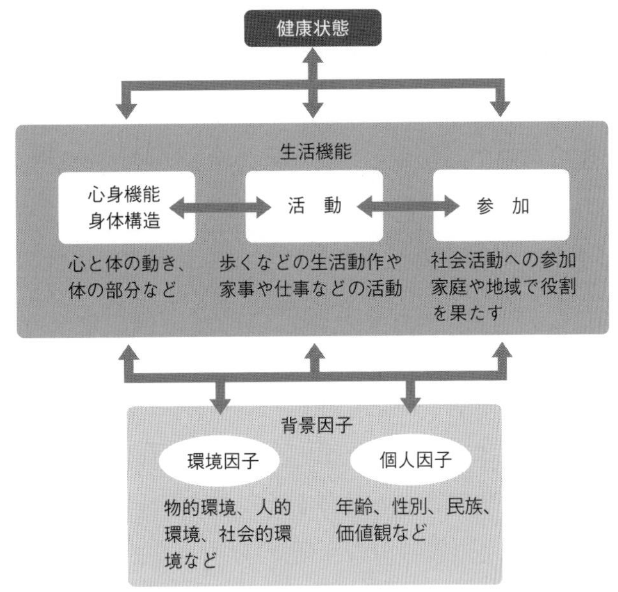

国をあげての予防対策という大きな環境因子が、心身機能・身体構造へのダメージ、個人的な活動の縮小、人との交流など社会参加の抑制につながりました。

環境因子は、互いに関連しあって、心身の健康状態を悪化させもすれば、好転もさせます。人々の「健康」概念も、これらの因子が複雑にからまってつくられます（図表２-17）。

SCマトリクスはICFの概念を土台にして作られていますから、ここでいう「参加」も、さまざまな因子によって変化します。たとえ障がいや疾病があっても、「健康」概念とは必ずしも関わりません。

衣食住や、ある程度の通信環境が整っていれば、他者と連絡を取り合ってお茶をしたり、ボランティアをするだけでなく、在宅勤務で仕事をしたり、場合によっては世界の人々と交わることも容易な時代です。むしろそれらが実現できていれば「健康」であり、「健康」という概念は、「活動」「参加」の下位にあるのかもしれません。

しかし、加齢などによって疾病や障がいを持ったり認知機能が低下すると、「参加」レベルを維持することが困難になります。

その場合でも、たとえば、疾患や事故で脚を失っても、義足や車椅子という用具で身体機能の低下をカバーして、「参加」レベルを維持することができます（むしろ心のダメージを回復することのほうが困難です）。また多少のもの忘れがあっても、現在はスマホのリマインダーを使えば、スケジュール管理やアラームを鳴らして参加や活動を促してくれることもできます。

心身機能の低下を自覚して「参加」レベルを見直すことでも、自分の心身機能に応じた生活を安心して送ることができます。

身体機能や認知機能の低下が進んで、自立した生活が困難になり介護が必要になると、やがて葛藤や喪失感、うつなどに苦しみ、自ら生活を営む意欲が消え、介護者に依存的になっていきます。自ら動き、発言することをやめる状態が、SC マトリクス中心部の「無動」にあたります。

ただし無動であっても、人は感じることができます。介護する者が好意的なオーラで接することで、呼吸も乱れず柔和な表情で、落ち着いた療養生活を送ることができます。反対に不当な対応や横柄なオーラで接すれば、一時は BPSD を表出して応戦しますが、その後、人は感じることまでもやめ、呼吸を潜め、バイタル（血圧・脈拍・呼吸数・体温）は過鎮静（かちんせい）となり表情をゆがめ、沈黙と苦痛の中で亡くなっていきます。

シーティングは、適切な坐位によって、「参加」レベルを維持することです。そのことが、介護者による好意的なオーラのあらわれの一つであると思います。亡くなるその日まで、坐って、周囲の人々と目を合わせ、話をすることが、またそのような介護に包まれることが、安楽で「健康」な生活ではないでしょうか。

SC マトリクスで中央に「参加」を置くのは、それが「充実感」や「健康」のバロメーターであると考えるからです。また、その横に「用具」が配置されているのは、シーティングに不可欠であるからです。（串田）

V 呼吸・循環機能

心肺機能の改善

シーティングを体液から考えてみましょう。

臥床状態では重力の影響がなくなることで、立位や坐位と比較して、血液が上半身に多く配分されるようになります。

肺や腎臓にも血液の配分が増えるので、身体は「体液が多い」と判断して、体液を調節しているホルモン（抗利尿ホルモン）の量を減少させます。すると、尿の排泄量が増加し体液が減少します。

体液の減少は循環血液量の減少につながります。このような環境で立位をとれば、血圧は低下し（起立性低血圧）、めまいや意識障害などを引き起こします。循環血液量の減少は動静脈の血栓の形成にもつながり、脳梗塞や肺梗塞の原因にもなります。たとえ障害が重度であっても、臥床して過ごす時間を極力少なくし、シーティングすることで坐位をとる習慣をもつことが重要です。

呼吸機能と坐位

臥位になると、坐位や立位より横隔膜は 4 ～ 5cm 挙上し、機能的残気量（functional

residual capacity：FRC）が 15 ～ 20％減少するといわれています。FRC は、安静時の呼気終末（息の吐き終わり）に肺の中に残っている肺気量で、ガス交換（酸素と二酸化炭素の出し入れ）に大きく関与しています。

臥床している状態では、循環血流量と FRC が低下し、とうぜん血液のガス交換と酸素運搬能も著しく低下します。加えて、肺胞や気管の分泌物も、重力によって背側の下側肺（かそくはい）に移動してそこに貯まるので、呼吸機能はさらに悪くなります。適切な坐位をとることで、これらの弊害が改善されます。

酸素が血液にとりこまれることを「酸素化」といいますが、シーティングで酸素化が改善されると、褥瘡などの阻血（虚血）性疾患の治癒を促し、痰や誤嚥物などの喀出が容易になります。ですから坐位は、誤嚥性肺炎の予防に欠かせません。

呼吸器症状とシーティングの意義

呼吸は、脈拍、血圧、体温と並んで生命活動の客観的な指標となるバイタルサインの1つです。穏やかに過ごしている時には穏やかな呼吸となり、苦しい時には激しい呼吸となることは、誰しも日頃から経験することです。

「呼吸が苦しい」「息苦しい」と感じるのは以下のような時です。

・激しい運動などで身体が多量の酸素を必要として、呼吸が激しくなる時
・肺などの呼吸器や、心臓、血管、血液などに病変があって、酸素を取り込めず、身体各所へ運べない時
・高山など酸素濃度の低い場所で、取り込める酸素の量が減っている時
・摂食嚥下時の誤嚥や、窒息、「鼻づまり」状態の時など、呼吸する空気の経路に支障が発生した時

これらの状態は、ある程度日頃から経験することでもあり、また容易に想像できます。ところが、意外に見落とされているのが、姿勢が悪い、あるいは身体中がこわばっていて、うまく呼吸運動が行えていない時に感じる息苦しさです。

車椅子上で「良い姿勢」でいれば安楽に呼吸できますが、「悪い姿勢」では、息苦しい状態が続きます。

シーティングに取り組む際には、人の呼吸機能と姿勢の変化が呼吸運動に与える影響を知ることが大切です。シーティング作業によって、姿勢が変わるだけではなく、呼吸状態がより望ましい状態になったかを観察する必要があります。

呼吸運動

体内で、一つひとつの細胞が酸素を取り込み、二酸化炭素を排出するやり取りを「内呼吸」といいます。肺での酸素、二酸化炭素のやり取りは「外呼吸」です。

図表 2-18 呼気時と吸気時の横隔膜と胸郭

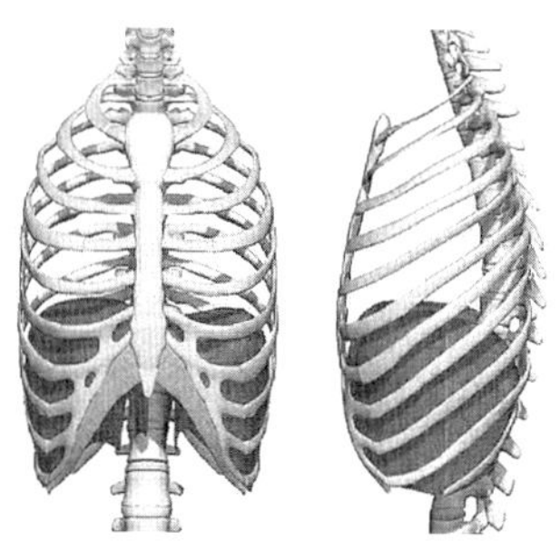

呼気時の横隔膜と胸郭

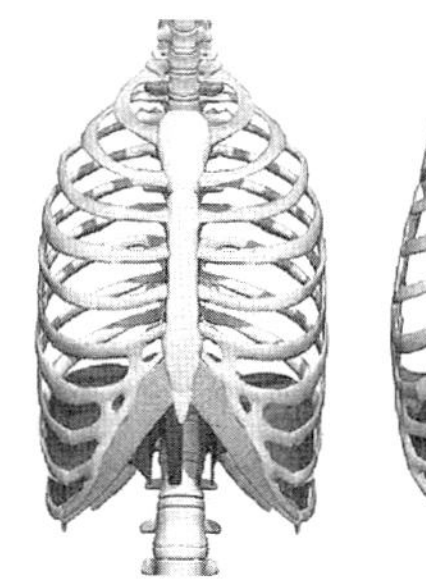

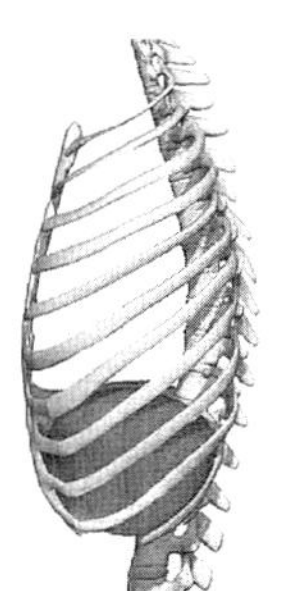

吸気時の横隔膜と胸郭

呼気時（左）には横隔膜が上がり、胸郭が縮んで沈む。吸気時（右）には横隔膜が下がり、胸郭が広がる

図表 2-19 腹式呼吸と胸式呼吸

		吸気筋	呼気筋	呼吸回数	呼吸量
腹式呼吸	安静時	横隔膜（外肋間筋）	なし	12～20回／分	6～10ℓ／分
胸式呼吸	運動時・運動後	横隔膜、胸鎖乳突筋、外肋間筋、前・中・後斜角筋群、大胸筋、小胸筋、僧帽筋、肩甲挙筋、脊柱起立筋群、上後鋸筋、肋骨挙筋	腹筋群	増加傾向	100ℓ／分に及ぶ

外呼吸を行うために行われる運動が「呼吸運動」です。

呼吸運動は、呼気と吸気からなります。吸気では、肺の中に空気が流入し、肺と胸郭（肺、心臓などの臓器を囲む骨格で胸骨、肋骨、胸椎）が広がります。呼気では、肺と胸郭が縮んで空気を体外に排出します（図表 2-18）。

吸気と呼気を連続して行う呼吸運動には２種類あります。安静時に行う「腹式呼吸」と、運動時など大量の酸素が必要な時に行う「胸式呼吸」です（図表 2-19）。

腹式呼吸の際の吸気は、主に横隔膜の作用です。

横隔膜は、胸腔（胸郭に囲まれている空間）と腹腔（胸腔の下にあり、腹壁といわれる筋肉に囲まれ、胃腸などの臓器が収まる空間）の境にある面状の筋肉です。呼気では弛緩してドーム状にせりあがり（胸腔が狭くなり）、吸気では収縮して下方に下がります（胸腔が広がる）。横隔膜が収縮して下がると、空気が肺に流入し、胸郭も少し持ち上がって広がり、胸腔内体積が増えます。

腹式呼吸の「呼気」は、吸気の際に広がった胸郭が自然に沈み込むことで行われます。腹式呼吸の「吸気」は、厳密には横隔膜が100%行っているわけではなく、「横隔膜」が７割、胸式呼吸筋の一つである「外肋間筋」が３割程度機能している、とされています。

安楽な状態における腹式呼吸の呼吸数は、健常者においては１分間に12回から多くても20回まで、とされており、１分間の呼吸数が９回以下の場合は「徐呼吸」、25回以上の場

図表 2-20 呼吸曲線

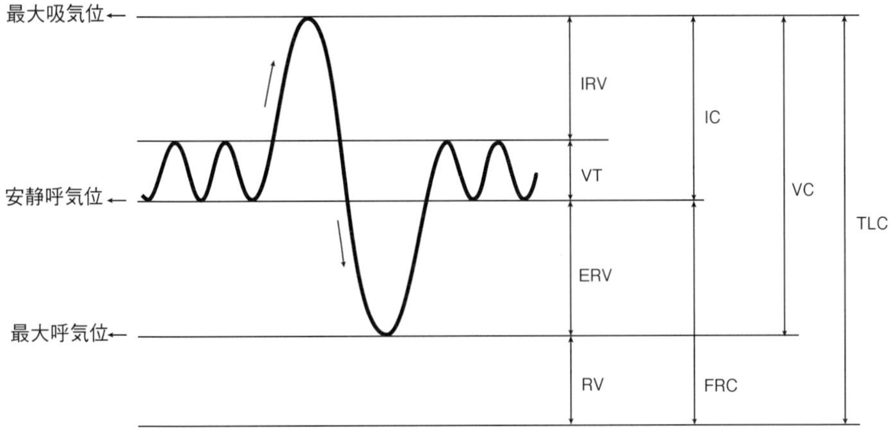

最大吸気位
深呼吸で最大に空気を吸気した状態。一般には、脊柱を伸展させ胸をはり、肩甲骨を脊柱側へ内転させた姿勢となる。

VT（1 回換気量）
1 回の呼吸運動で出入りする空気の量。腹式呼吸時は成人男性で 400 〜 500ml 程度。

VC（肺活量）
肺活量計で測定される、最大吸気から最大呼気の際の空気量。

IRV（予備呼気量）ERV（予備吸気量）
腹式呼吸時、呼気位から最大呼気量までの差が予備呼気量。腹式呼吸時の吸気位から最大吸気量までの差が予備吸気量。
予備呼気量、予備吸気量が少ないと、咳やくしゃみの時の呼出力が低下する。

FRC（機能的残気量）
腹式呼吸の呼気時に、体内の気道から肺に残っている空気の量。機能的残気量が多い方が、肺における酸素二酸化炭素のガス交換効率が良い呼吸となる。

最大呼気位
最大に呼気した状態。一般には、脊柱を屈曲させて丸め、肩甲骨を前方に外転させた状態で、背中を縦にも横にも丸くし、胸郭を押しつぶした姿勢となる。

合は「頻呼吸」と呼ばれます。健常者が１分間に肺で換気する空気量は６リットルから 10 リットル程度で、呼気と吸気の運動リズムは、吸気１、呼気 1.5、休息１のリズムとされています。

健常な成人の腹式呼吸数は 12 回〜 20 回ですが、新生児は１分間に 30 回程度の呼吸を行なっており、また老化と共に身体、器官の柔軟性の低下により、呼吸回数が増加します。胸式呼吸は、運動時などで身体に大量の酸素が必要な時に行われます。胸式呼吸の際の吸気は横隔膜の他に、脊柱を伸展させ胸郭を持ち上げる筋肉群が積極的に活動します。体幹の筋肉の力で「胸を広げる」わけです。胸式呼吸の呼気には、胸郭の沈み込みだけではなく、腹筋が収縮してお腹をへこませ、積極的に息を吐き出します。

安静時の腹式呼吸では1分間に6～10リットル程度だった呼吸量が、運動時の胸式呼吸時には100リットルまで増えるとされています。

吸気を上方に向かう曲線、呼気を下方に向かう曲線として表したものが「呼吸曲線」です（図表2-20）。

体位の呼吸へ与える影響

坐位や立位においては、重力で横隔膜が下方に下がりやすいので、胸腔が広がり、吸気しやすい姿勢といえます。

しかし、臥位になると、逆に、腹腔内の内臓が横に広がって横隔膜を押し上げ、坐位や立位時より4～5cm挙上して下がりにくくなり、胸腔は狭くなって吸気量が減ります。また、機能的残気量が15～20%減少し、結果として肺でのガス交換効率が低下するといわれています。

したがって呼吸器疾患など、何らかの理由で呼吸機能が低下している人は、完全に臥位となると息苦しくなることがあります。その場合は、上半身を30度から60度に起こすと（セミファーラー位からファーラー位）、呼吸が楽になります。これを「起座呼吸」と言います。

また上半身を起こすことで、心臓への血液の環流が減少して肺うっ血が改善します。臥位では肺の背中側である下側肺（かそくはい）に分泌物が溜まる状態になりますが、これが改善され、分泌物の排出が促され、呼吸状態の改善に寄与します。ですから、車椅子などでの起座姿勢によって呼吸状態は改善され、ベッド上で寝たきりで過ごすことに比べて、健康上大きな効果があります。

しかし、せっかく車椅子上で起きていても、その姿勢が崩れたものだと（胸腔が狭くなり肺が圧迫され）、やはり息苦しい状態となります。また、息苦しさから呼吸機能だけではなく、次のような悪影響が及ぶと考えられます。

・横隔膜と胸郭の動きが抑制され、呼吸運動が抑制されることで、
　→ 一回換気量が低下する。
　→ 呼吸回数が増える。
　→ 胸式呼吸筋の緊張がみられる。
　→ 胸式呼吸筋の緊張や息苦しさから全身がこわばっていく。
　→ 動けなくなる。
・一回換気量の減少および呼吸回数の増加により、嚥下時の「嚥下性無呼吸」（50ページ「呼吸状態の悪化で、嚥下機能が悪化」参照）を行う余裕がなくなり、むせて誤嚥しや

すくなる。

・息苦しい不快な状態が持続することで、交感神経優位になる。

坐位姿勢が悪いと呼吸運動が抑制される

要介護高齢者の車椅子上の不良姿勢としてよく見られる「滑り坐り」（仙骨坐り、ずっこけ坐り）においては（図表2-21）、脊柱が全体に屈曲して体幹が押しつぶされています。「最大呼気姿勢」に近い姿勢です。お腹が押しつぶされ、吸気しようにも横隔膜が下がりにくく、胸郭もつぶされて狭くなり、持ち上がりにくくもなります。

また、滑り坐りの単純な脊柱屈曲だけではなく、脊柱の側弯（横倒れ）や、脊柱の回旋変形（ねじれ）があると、なお、息苦しい状態になることは、自身の身体で容易に体験できます。ですから、坐位がとれるからといって、車椅子に「坐らせきり」にするのではなく、骨盤から体幹の姿勢の崩れがなるべく少なくなるようにすることが肝要です。

車椅子上での姿勢が悪いと、腹式呼吸が抑制されるだけではなく、胸式呼吸パターンに陥るケースが認められます。そうなると、呼吸回数が増えるだけではなく、胸郭の動きが目立ったり、吸気に伴い、肩甲骨が挙上したり、胸鎖乳突筋（頸部の筋肉で、首を曲げたり、回す時に使われる）が緊張膨隆したりします。

つまり、胸式呼吸筋が活動し続ける状態になっていますから、頸部や体幹がこわばっていきます。さらには、バランスをとろうとして、腕でアームサポートをつかみ続けるようになり、四肢の筋までこわばっていく様子が観察されます。

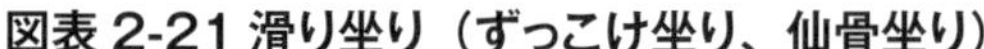

図表 2-21 滑り坐り（ずっこけ坐り、仙骨坐り）

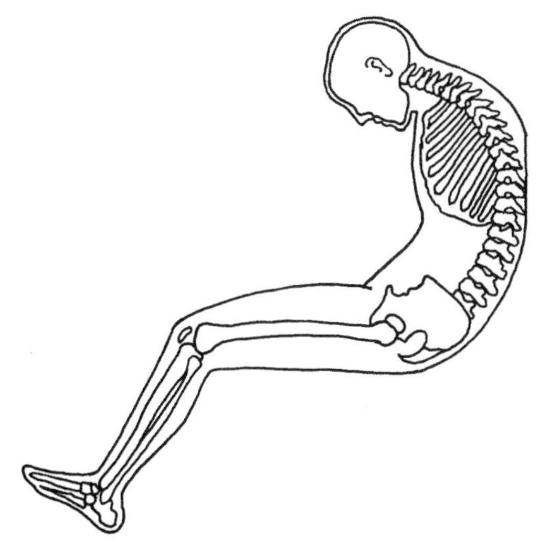

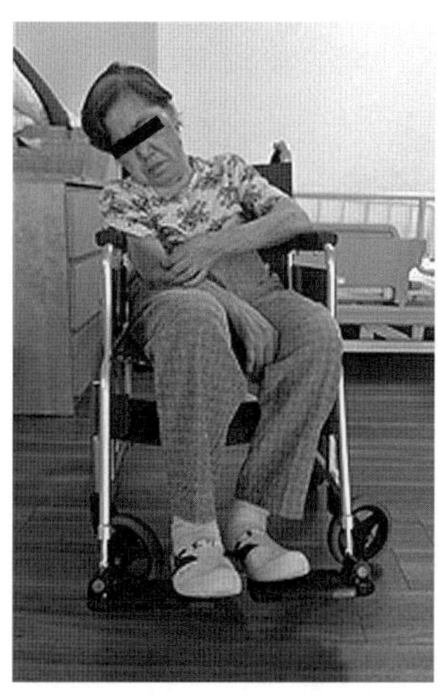

健康な人でも運動時に胸式呼吸筋をはじめ全身的に筋がこわばっていきます。四肢の筋肉のこわばりは、不安定な姿勢や身体に痛みを感じているといった理由の他に、息苦しさらから、という理由も考えられます。

呼吸状態の悪化で、嚥下機能が悪化

嚥下をする時、食塊（しょっかい）や水分が気道に流れ込まないよう、喉頭蓋（こうとうがい）が反転し、声門がしっかり閉じます。つまり嚥下をする瞬間には呼吸が止まります。これを「嚥下性無呼吸」といいます。

健常な嚥下に伴う嚥下性無呼吸は１回１秒弱から0.4秒程度とされますが、余裕をもって嚥下性無呼吸を行うためには深い、ゆったりとした呼吸を行っていることが必要です。坐位時間を延ばし、呼吸に関係する筋肉が鍛えられることで、このような呼吸が可能になります。

そもそも、加齢に伴う嚥下機能の低下により、嚥下性無呼吸時間が遅延する傾向にあります。浅くて速い呼吸状態において嚥下性無呼吸が遅延すると、誤嚥のリスクのほか、食事中に血中酸素飽和度の低下があると報告されています。

息苦しさで交感神経優位に

人の生理機能をコントロールする自律神経は、リラックスした状態では副交感神経が、活動的な状態では交感神経が働きます。交感神経は、「活動・興奮」だけではなく、「不快刺激」によっても優位になっていきます。息苦しい不快な状態はさらに交感神経を優位にし、呼吸を早め、筋緊張を亢進（こうしん）させます。消化吸収機能も抑制され、血液末梢循環が低下することで血圧も上がります。

つまり、姿勢の悪さの持続は、呼吸状態を悪化させ、交感神経を刺激することから、さまざまな影響を身体に与えていくと考えられます。（**以上　大渕**）

Ⅵ　摂食・嚥下・排泄

捕食

食事時のシーティングの基本は、一人ひとりの体格に適した椅子とテーブルを選定することです。

それには、①足底全体がしっかりと床に着いて安定した姿勢がとれること、②踵（かかと）が手前に引けること、③深く腰掛け、バックサポート（背もたれ）に寄りかかったとき、やや前屈みの姿勢となれること、などが食事姿勢の基本になります。

テーブルの高さは、坐ったとき、器の中の食べ物がはっきり見渡せるような高さが適切

図表 2-22 食事に適したシーティング

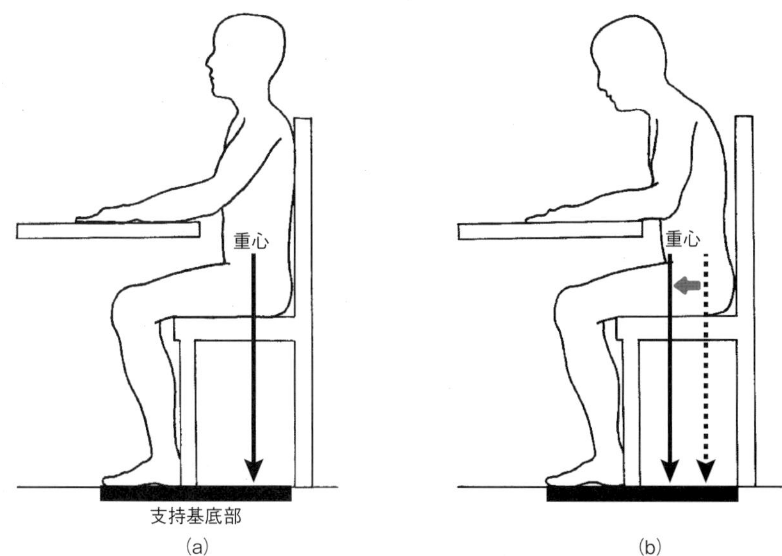

一人ひとりの体格にあった椅子とテーブルを選定する。基本は、足底全体が床に着き、かかとは手前に引き、深く坐って背もたれに寄りかかったときに、やや前かがみの姿勢になること。テーブルの高さは、両肘がテーブルの上にムリなく乗せられ、自由に手が伸ばせる高さ（a）、食べるときには、さらに前かがみとなり、重心が支持基底面の前方に移動する（b）。このとき、両足に体重がかかり、前かがみでテーブルの上方に口が出ていれば、料理は自然に口に運びやすくなる

です。また、両肘がテーブルの上に無理なく乗せられ、食べ物に向かって自由に手を伸ばせるようにします（図表２－22a）。

前屈みになったとき、テーブルの上方に口が出るようにすれば、料理は自然に口に運べるようになります（図表２-22b）。

食べ物を口に運ぶという、人間の「捕食」に大切な環境は、食事の食材や形態、料理の見た目や香り、器のデザインなどが影響します。意識が食事に向かい、手が自然に伸びてゆくという動作を支えるのがシーティングです。

食事をするためには、食べ物を、①認識し（認知)、②口の中に運び（捕食)、③よく噛んで（咀嚼)、④飲み込む（嚥下）ことが重要です。

この一連の流れをどのような姿勢で行うかは、食事を安全かつおいしく食べるために大切なポイントになります。

これらの動作では、手で箸や皿を持ったり、顔をテーブルに近づけたりしますが、図表２-22bのように、結果的に重心を前方に移動させることになります。このとき、重心が支持基底面の前方に移動するため、腹筋や背筋の力に加え、足にも踏ん張る力が必要です。力を入れやすくするために、椅子やテーブルを適切な高さに調整します。なお、背中が曲がっている人の場合、この姿勢で顔を上げると、あごを突き出した格好、つまり頸部が伸

図表 2-23 食事に適したシーティング

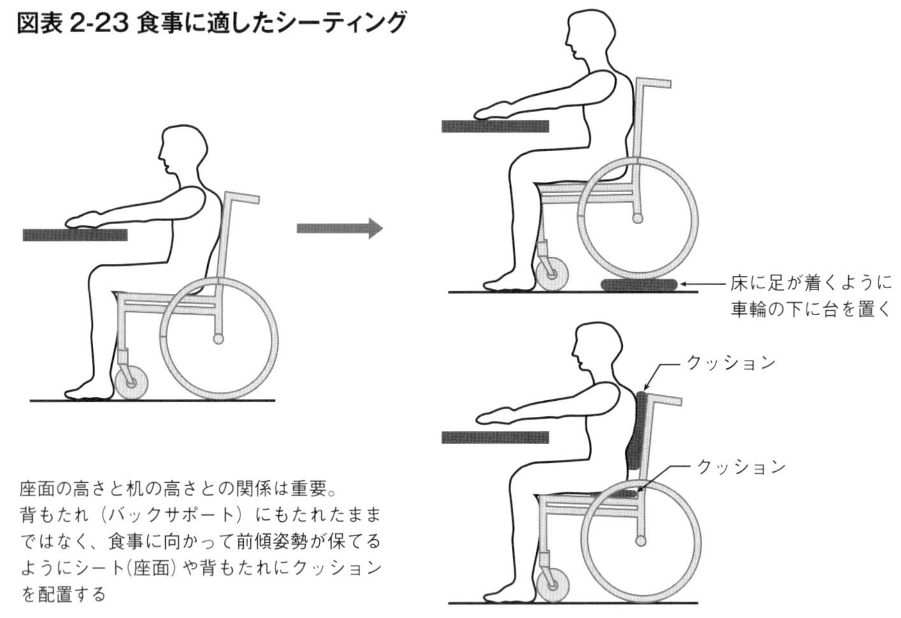

床に足が着くように
車輪の下に台を置く
クッション
クッション
座面の高さと机の高さとの関係は重要。
背もたれ（バックサポート）にもたれたまま
ではなく、食事に向かって前傾姿勢が保てる
ようにシート(座面)や背もたれにクッション
を配置する

展した姿勢になります。気道を確保するには良いのですが、飲み込みにくく、誤嚥を誘発する姿勢であるので注意を要します。

車椅子での食事では、図表２－23のように、足をフットサポート（足台）から降ろし床につけて安定させます。車椅子のシートの高さや角度を調整したり、バックサポートにクッションを入れるなどして、より良い姿勢を確保します。

咀嚼

噛む力（咬合力（こうごう））も姿勢に影響されます。

横になって噛むより坐って噛むほうが咬合力は強くなります。さらに同じ坐位でも、足底がきちんと床に着いた状態で、左右の坐骨に上半身の体重が均等に垂直にかかるような安定した坐位であれば、噛む力がさらに増します。摂食・嚥下訓練のなかで、この咀嚼訓練は非常に重要です。従来、摂食・嚥下訓練といえば、ゼリーやプリン、ペースト食などといった飲み込みやすい食形態ばかりが注目され、咀嚼の重要性までは問われてこなかった印象があります。

介護予防で、歯の健康・口の衛生の重要性が再認識され、摂食・嚥下訓練と歯科治療とを合わせて、咀嚼訓練を積極的に取り入れている施設が増えています（図表２-24、25）。

咀嚼が脳の血流量を増やすことは以前より知られていたことです。寝て噛むより、坐って噛むほうが脳の血流量はさらに増えるという報告もあります（図表２-26）。咀嚼の効果を高めるシーティングの重要性がここでも示されています。

図表 2-24 咀嚼の促し（昆布かみかみの例）

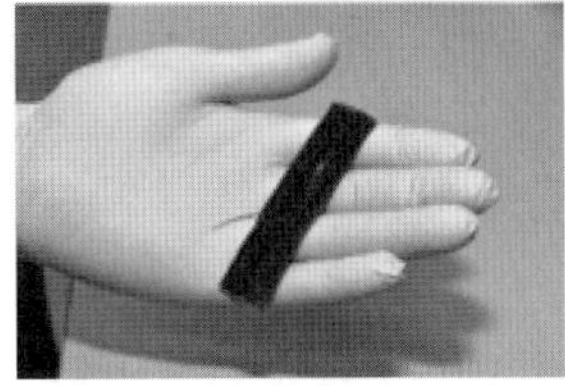

昆布を使う咀嚼訓練
だし用の分厚い昆布を短冊状に切って使用する。乾燥した昆布は噛むと砕けるので、そうならないように事前に水に浸すなどして、湿り気をもたせて噛んでもらう

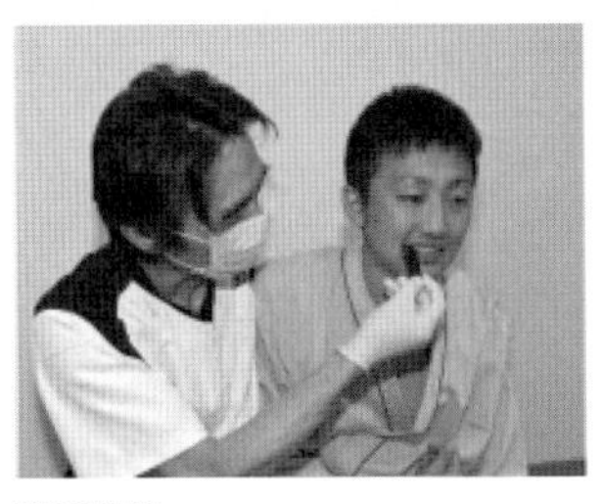

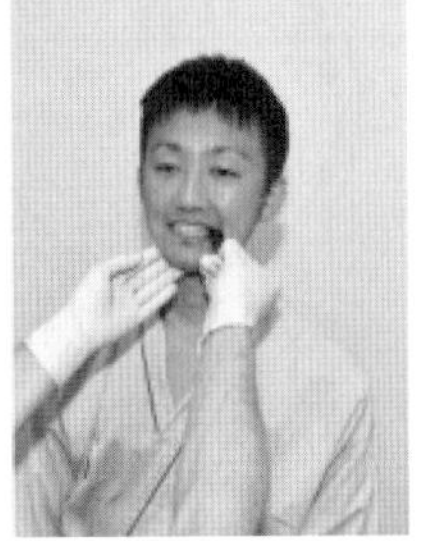

咀嚼訓練
坐位が不安定な患者さんは側方から支えて噛んでもらう（写真左）。坐位が安定していれば前方からアプローチする（写真右）。
臼歯でしっかり噛んでもらうが、このとき、両足はきちんと床に着けておき、背筋を伸ばして、坐骨に体重がかかっていることが重要

図表 2-25 ガーゼに包んで咀嚼訓練

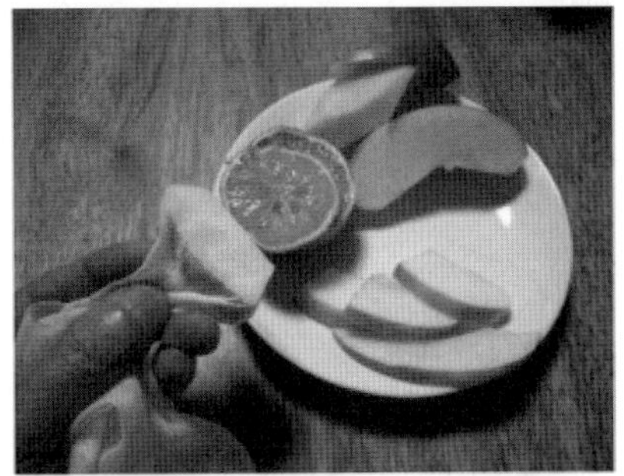

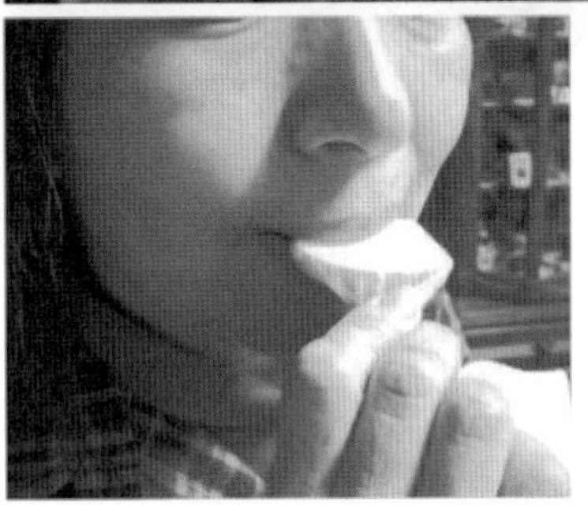

飲み込みが悪くても、リンゴのスライスなどをガーゼに包んで咀嚼してもらう。
噛むことで唾液分泌が促され、味覚が増す。また食物がつぶされることで風味や香りが口の中に漂ってくる

図表 2-26 姿勢別にみた咀嚼時の血流量の変化量

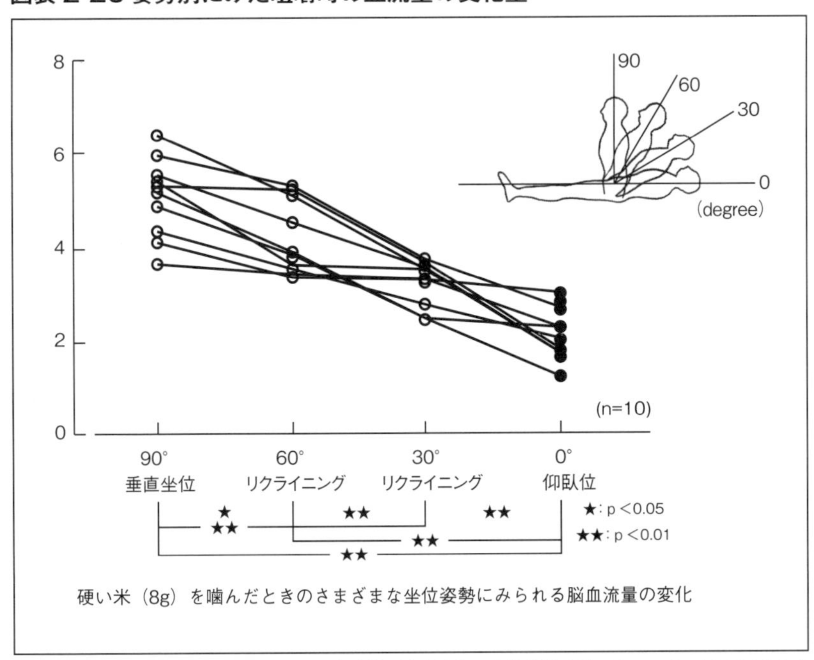

硬い米（8g）を噛んだときのさまざまな坐位姿勢にみられる脳血流量の変化

出典：小林義典：咬合・咀嚼が創る健康長寿．日補綴学会誌 2011；3：189-219 から

図表 2-27 噛むことで賦活化される脳の部位（覚醒を促し、意欲・記憶が向上）

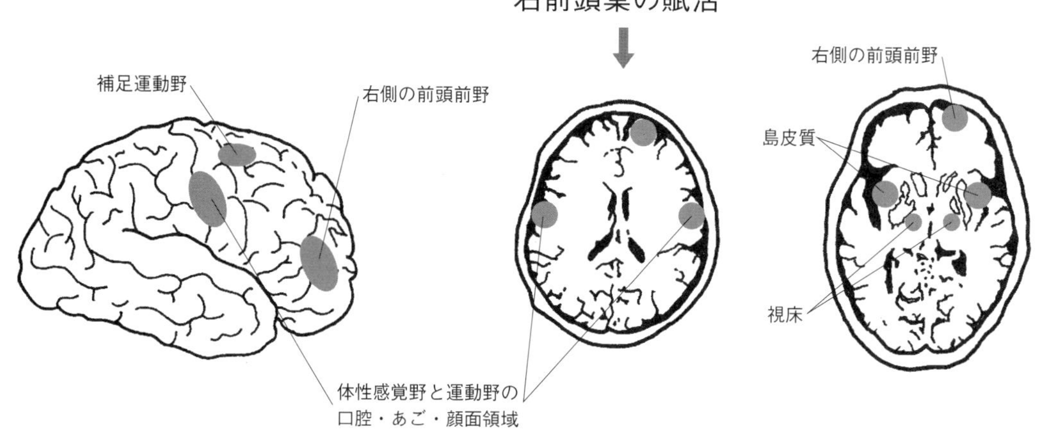

咀嚼により脳の血流が増加。
右前頭葉、両側の視床や島皮質の血流が増加し、覚醒レベルの改善や意欲・食欲などの向上がはかられる。
とくに高齢者において右前頭葉の賦活が顕著。補足運動野とは、手でものをつかむときなど、手指の動きを、順序立て協調させるといった運動をつかさどる

咀嚼により脳の血流量が増えることで、覚醒レベルが上がり、意欲や記憶にも好影響が考えられます（図表２－27）。よく噛めば食事の味に加えて、風味を味わうこともでき、食欲が増します。このことは日常私たちが経験していることです。

嚥下

摂食･嚥下には､口唇､舌､咽頭（鼻の奥から食道入口にかかる部分）､喉頭（こうとう）（気管の入り口）の巧みな動きが要求され、呼吸機能も大きく影響します。

図表 2-28 は正常な人の嚥下の状態です。嚥下反射が起こってからは１秒にも満たない時間で、食塊が舌から咽頭（いんとう）そして食道に入ります（図表の②後半から③～④に至る過程）。飲み込みがスムーズに行われるには、舌の送り込み、軟口蓋（なんこうがい）の挙上（きょじょう）、声帯閉鎖、喉頭蓋反射がタイミングよく瞬時に起こることが必要です。この時の舌の動き、とくに舌の口蓋への圧着（舌圧）がとても重要です。この舌圧は正しい坐位の姿勢によってより高まることが最近の研究でわかってきました。

飲み込む瞬間は､気管が塞がり､息が止まりますが､この時の「息こらえ」（嚥下性無呼吸）は咽頭内圧を高めて、飲み込みをよりスムーズなものにします。

飲み込んだ後の「ゴックン」直後に､「ハァー」と小さな呼気が出ます。この小さな呼気が誤嚥しそうになった食塊を吹き飛ばし、誤嚥を防いでいます。

私たちは、毎回、ゴックンするたびごとに、この息こらえと、飲み込んだ後の呼気の「ハァー」をくり返しているのです。

図表 2-28 摂食嚥下のメカニズム

①先行期（認知期）

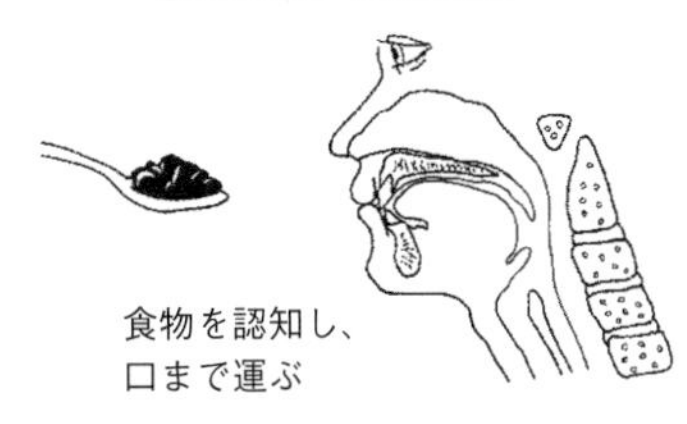

②口腔準備期（食塊形成期）

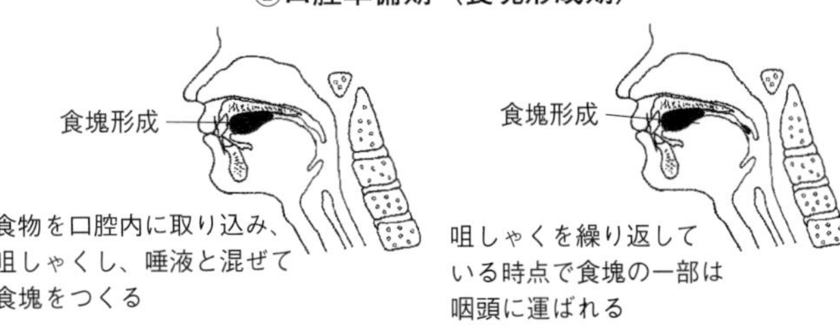

③口腔期（食塊移送期）

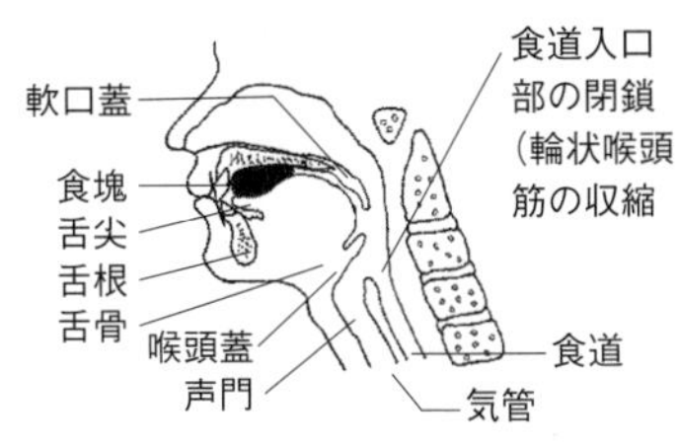

④咽頭期

咽頭送り込み
喉頭壁
（パサヴァンの
輪状隆起）
口唇閉鎖
喉頭挙上
声門閉鎖
喉頭蓋後屈～反転

嚥下反射：喉頭は、前上方に移動、喉頭蓋
は後屈・反転。食塊は食道に向けて運ばれる

⑤食道期

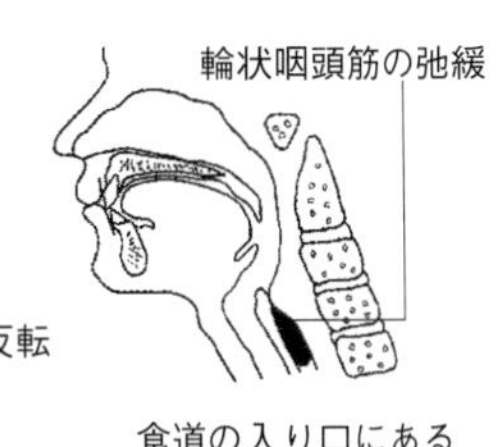

食道の入り口にある
輪状咽頭筋が弛緩し
て食塊は食道に入る

出典：稲川利光編「摂食嚥下ビジュアルリハビリテーション／学研メディカル秀潤社、2017）

患者さんが寝たままの状態、または坐位が不安定な状態であれば、この息こらえと呼気が不十分となり、誤嚥のリスクは高まります。逆に、誤嚥したとしても、正しい坐位をとり、呼気や咳が十分出せるようになれば、誤嚥物の喀出（かくしゅつ）ができ、肺炎になりにくくなります。

このように、嚥下機能は姿勢の影響を非常に大きく受けます。嚥下機能と呼吸機能とは密接に関わっているので、呼吸器機能を阻害しないよう、正しい坐位姿勢の確保は非常に重要です。

口を閉じることの大切さ

口を閉じることの大切さにも触れておきたいと思います。図表 2-29 のように、臥床している患者さんで、頸部が伸展した状態（首がのけぞっている状態）になっている方をよくみかけます。このような状態だとどうしても口が開いてしまいます。

口を開けた状態では、舌は咽頭側に後退して動きが悪くなります。口が閉じれば舌は前方に伸びてきて、上顎の前歯の裏側について安定します。口が開いたままだと、口腔内が乾燥して舌の動きはさらに悪くなり、舌は萎縮し、口腔嚥下機能は著しく低下してしまいます。舌の動きは摂食・嚥下機能には欠かせない非常に重要な要素です。舌の動きを低下させないためには口を閉じるほか、以下のことに注意してください。

・正しい坐位姿勢を保持する（シーティング）

・義歯の適合を良くして正常な咬合を促す

図表 2-29 口から食べるための条件は口を閉じること

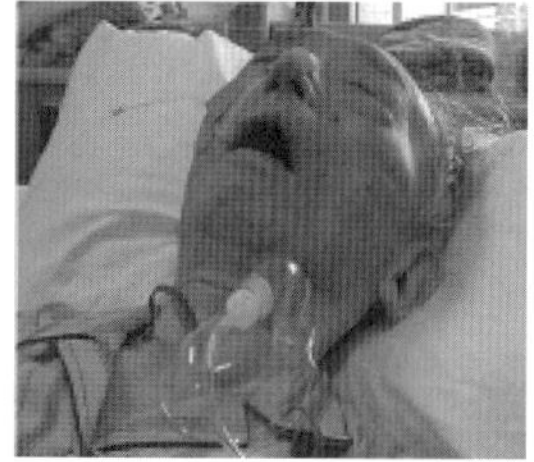

口を開いた状態では、舌はやや後方に引っ込む（左下）。
仰臥位で寝ていると、口を開けたときにはこの舌の後退がより顕著になる。
口を閉じている状態では、舌は前方に出てきてその先端は上顎の前歯の裏側に付いた状態で安定する（右下）。
舌は、筋肉の塊であるので、引きこもりの舌は萎縮してその動きは低下する。
口腔内の乾燥が伴うので舌の動きはさらに悪くなる。
口から食べるための大切な条件は坐ることができて、口を閉じることにある。

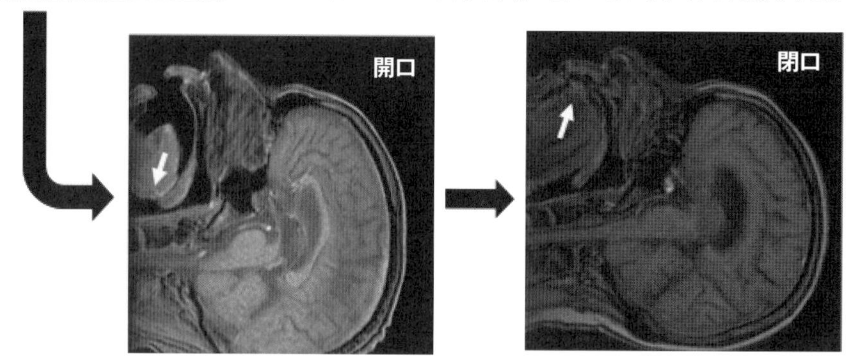

・臥床時に頸部が伸展して口が開かないよう枕に気をつかう
・鼻で呼吸できるように、鼻腔の状態を整える（鼻腔粘膜の清潔、炎症や浮腫の予防）
・経鼻胃管の使用は避ける
・口周囲の筋肉運動を行う（食前などに、「あー」「いー」「うー」の発声、口から舌を思い切りだす）などといった関わりが重要になります。

ぽかんと口を開けて寝ているより、口を閉じて坐っているほうが、顔つきが各段に良くなります。これは表情筋の緊張によるものでもあります。シーティング技術は、捕食、咀嚼、摂食・嚥下に必要なだけではなく、それを通じてその人の尊厳を守るという重要な意義もあります。（以上　稲川）

食事と坐位能力との関係

ここでは、食事時のシーティングについて、その人の坐位能力との関係を示します。

1）手の支持なしで坐位可能なケース

シーティングで注意することは、

1 身体寸法に合う椅子などに移り、坐位姿勢を確保した上で食事をとります。

2 車椅子では座クッションの確認と変更、バックサポートの奥行調整、フットサポートの高さ調整、アームサポートの調整、足をフットサポートから降ろし、基本の坐位姿勢に近づける対応をします。

2）手の支持で坐位可能なケース

椅子・車椅子上での基本坐位姿勢の確認を行います。

歩行不能な場合や、実用性の低い車椅子を使っていると、滑り坐り、斜め坐りがみられることが多いので、ホッファー坐位能力評価、マット評価などの評価を行って、基本のシーティングの対応を行います。

シーティングの対応としては、モジュールタイプ車椅子、座位補助具を使うことで、基本坐位姿勢に近い姿勢保持を目指します。

一般に施設では、食事の１時間前から離床して、車椅子坐位をとることが多いのですが、それでは食事がはじまるころには疲れて姿勢が崩れることがあります。その人に、どのくらい坐位の耐久性があるか判断することが大切です。

片麻痺などの場合、非麻痺側（健側）で食事をとりはじめても、身体の姿勢が崩れるために途中で手が止まることがあります。滑り坐りや斜め坐りになると、水分でのムセ、食事中のムセ、食べこぼしなどが目立つなどの問題がみられます。

３）坐位不能レベル

体幹や頭部が、重力に抵抗することができない（抗重力位がとれない）、手がうまく使えないなどでベッド上で食事したり、起立性低血圧があったり、痛みや床ずれで離床できない状況が多くあります。

坐位の耐久性の低下や、誤嚥性肺炎を繰り返すと「嚥下不能」と判断され、胃ろうになることもあります。また、認知機能として食べ物の理解ができない、食事に集中できない、などの状況がみられます。

シーティング対応では、ティルト・リクライニング車椅子（135ページ参照）を使い、独立したヘッドサポート（頭を支える道具）が必要になります。また、食事前に休息姿勢をとり、食事動作としての食事姿勢をとることで、最重度の利用者さんでも食事摂取が可能になったり、介助でもムセが軽減することがよくあります。

シーティングをチームで行っている高齢者施設では、利用者全員が離床してティルト・リクライニング車椅子に坐り、誤嚥のリスクを軽減させた坐位姿勢で食事をしています。身体機能的に最重度の「寝たきり」であっても、シーティングで坐位可能になることが多くあります。医師や看護師を含めたチームアプローチがカギになります。「最後まで自分で噛んで食べたい」という気持ちを支援することができます。（**木之瀬**）

口臭で口腔内を予測する

空気が乾燥し、部屋の換気をためらう冬の昼下がりのデイサービス室内では、時折、鼻につく重い臭気（しゅうき）が立ちこめることがあります。

この現象はデイサービスだけではなく、寝たきり高齢者の周囲によく見られます。頸部などの筋が硬くなり口を閉じることができずに横たわっている患者さんの口内は、唾液が分泌されず、菌、カビが繁殖し、舌はかさかさに乾いて舌苔が厚く重なっています。完璧なドライマウス状態で、こうなると酸味や甘みを含んだ息を吐き続けます。この独特の臭いが口臭です。

看護師らは口腔内で半固形になった痰を掻き出し、清拭した後に、湿潤させるジェルを塗布する口腔ケアを行います。

誰でも、ある程度の生理的な口臭はあります。歯磨きなどの口腔ケアが自立し、会話を楽しみ、口を大きくもぐもぐと咀嚼しながら食事を楽しんでいる高齢者はあまり口臭を感じさせません。

いっぽう対面して会話を続けることを控えたいほどの口臭を発する高齢者は、自ら会話することが少なく、食事や歯磨きの介助を受けている方が多いようです。

口臭の強さは、唾液の分泌による口腔内の湿潤に影響されます。通常、健康な人で一日1～1.5リットルの唾液が分泌され、唾液は口の中を洗浄する作用があり、「噛む」「話す」など口を動かして、唾液腺が刺激されると分泌が増えます。

唾液が不足して生じるドライマウスの原因は、加齢による唾液分泌の低下以外にも、薬

コラム　シーティングと口臭（串田）

私（串田）が医療療養病棟に配属された初年度は、多くの患者さんの気管切開部から大きな泡を形成しながら粘度の高い液体が出て、それを看護師が頻回に吸引して病棟内をラウンドしていました。それはなにか甘～い匂いのする白色またはクリーム色の液体で、呼気とともに気管切開部から頭を出し、吸気とともに隠れました。患者さんは耐えきれなくなると、咳とともに首に吊り下がったビニール袋にそれを吐き出します。袋の底にはドロリと分泌物が貯まりました。

ある人は、枕に後頭部の跡が残るほど頸部を反らし、口を大きく開き、乾ききった舌は喉に落ち込み、さらに喉奥で痰がガラガラと音を立てていました。患者さんによって甘い匂い、酸っぱい臭いとさまざまな口臭が混じり、多床室の空気を濁らせていました。

私は、「病棟全患者さんを週２回は離床させよう」と、当時の病棟スタッフとともにシーティングやポジショニング活動を始めました。

１年ほどすると、患者さんが痰吸引される回数と吸引物の量、性状、色、そして臭い（口臭）に変化が現れ、活動前に頻発していた発熱が減りました。また乾ききった患者さんの口には、テカテカと唾液があふれ、舌は活発に動き、満ちた唾液は口外に落ちる時もあれば、患者さんによっては唾液をしっかり飲み込む姿まで観察されました。

患者さんのスタイルに合わせシーティングした車椅子が増え、倉庫や廊下にところ狭しと停車されていました。それとともに患者さんの表情も、苦悶の表情から安寧な表情へと変化していきました。病棟の雰囲気も変わりました。

当時の私には、病棟で起こったこの不思議な現象を説明できませんでした。今思えば、不十分とはいえ、シーティング活動によって離床を繰り返したことで、副交感神経優位の時間が増え、唾液分泌が促され、唾液の粘度も下がった結果、口腔環境が改善したと思われます。それによって、口臭が減り、増加した唾液によって嚥下能力が高まり、誤嚥が減少して発熱が低下するという好循環ができたと推測できます。

の副作用、糖尿病や腎不全などの全身疾患、ストレス、喫煙、シェーグレン症候群など複合的なものが考えられます。

唾液が減って口の中が乾燥すると自浄作用が低下するため、剥（は）がれおちた口腔粘膜のカスや、唾液、食物のカスなどに含まれるタンパク質が、口の中にいる細菌によって分解・発酵される過程で出たガスが濃縮されて口臭がきつくなります。

食後の口腔ケアが必須な高齢者の多くは、歯垢（しこう）や歯石が付着した黄ばんだ歯以外にも、口腔奥の片側もしくは両側に食物残渣（ざんさ）が認められます。舌は、口腔内細菌の温床である白い堆積物（舌苔）に覆われています。不潔な口腔環境は口臭のみならず、食事や就寝中の唾液のたれ込みによる誤嚥性肺炎や敗血症など重篤な内科疾患を引き起こします。

介護スタッフには、これらの疾患による体調不良が起こることを予期し、未然に防ぐことが望まれます。介護で気づきやすい口に関する所見（口臭、口腔内残渣量、唾液の粘度、口腔内 pH）のうち、とくに口臭では、口から 15cm 刻みの距離で評価すると、誤嚥性肺炎のリスクや生存率に有意差があると報告されています。

SC マトリクスでは、摂食嚥下エリアに、口臭なし、口臭を感じる（口から 15cm）、口臭が著しい（口から 30cm で顔を背けたくなる）と表現しています。その他にも口腔内残渣、唾液性状なども SC マトリクスに記入しておくと有益な情報になると思います。

コラムで述べるように、シーティングによって唾液分泌が増加し、口腔環境も改善されることが考えられます。（**串田**）

消化機能の改善

臥床した状態では、胃の排泄機能は低下します。食物や水分の胃内の停留時間が長くなり、小腸や大腸のぜん動運動も低下し、胃―食道逆流や便秘、下痢などの症状を起こしやすくします。

図表 2-30 は、臥床した状態で胃ろうから経腸栄養を受けている患者さんの事例です。長期臥床で、経管栄養を受けている患者さんでは、背部の筋が萎縮し、内臓脂肪が減少して、脊柱が著しく上に突出した状態になっていることがあります。

このような患者さんでは胃に注入された栄養剤はまずは胃内部に溜まります。それを十二指腸に運ぶにはこの背骨（椎体）の山を越えなくてはなりませんが、臥床したままでは、栄養剤はこの山を越えられません（図表 2-30 右）。

十二指腸に栄養剤が届かないと、腸全体のぜん動運動が促されず、消化機能は著しく低下します。また、胃内に栄養剤が停留した状態では、栄養剤による胃―食道逆流が起こりやすくなり、重篤な肺炎につながる場合もあります。

胃ろうの患者さんに限らず、シーティングによる坐位姿勢の保持によって、胃腸のぜん動運動を促して消化吸収を助け、排泄機能を改善します。

図表 2-30 臥位での経腸栄養における胃食道逆流（左図）、栄養剤の胃内貯留（右図）

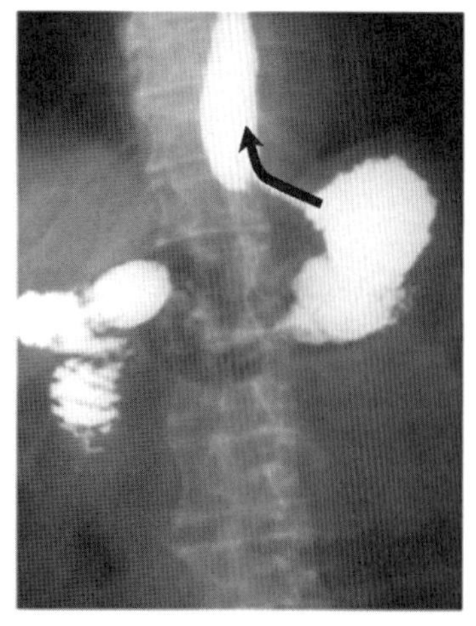

胃食道逆流
経鼻カテーテル留置患者の胃食道逆流の状態。
胃体部にたまった栄養剤が食道に逆流する。
胃は脊柱をまたぐように位置しているため、
胃体部に貯留したままになりやすい

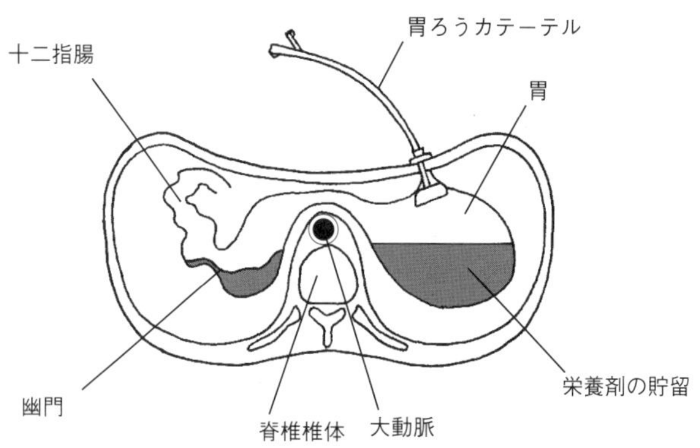

背臥位などでは脊柱が著しく上に突出した状態になっていることがある。そのため、胃はこの脊柱をまたぐような状態となり、左右に分かれてしまうので排出能は著しく低下する

出典：稲川利光、経腸栄養の基本：胃瘻（PEG）を中心に．理学療法学　40.438-448.201

排泄機能の改善

排泄には、坐る姿勢は非常に大切です。

仰臥位では、いきみを加えてもその方向と肛門管との軸にずれが生じます。

直腸と肛門がつくる角度を直腸肛門角といいます（図表 2-31）。寝ている状態と坐っている状態では、直腸肛門角が変化します。

図表 2-31 に示されているように、坐位の場合でも、体が前傾した姿勢と、バックサポートにもたれた姿勢で直腸肛門角は変わります。前傾した坐位姿勢では直腸肛門角が 120 度になり、さらに前傾すれば便の移動する方向と重力方向が近くなりより排便しやすくなります。

排便には、①大腸のぜん動運動、②直腸への「重力」、③「いきみ」「踏ん張り」の３つ

図表 2-31 直腸肛門角の体位による変化

前屈した坐位は直腸肛門角が重力にそって一直線に近くなり、排せつに有利

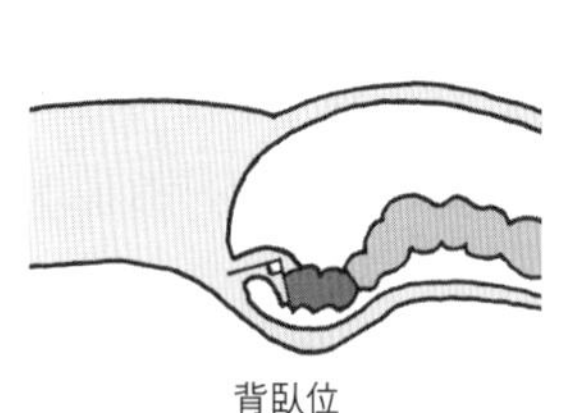

背臥位

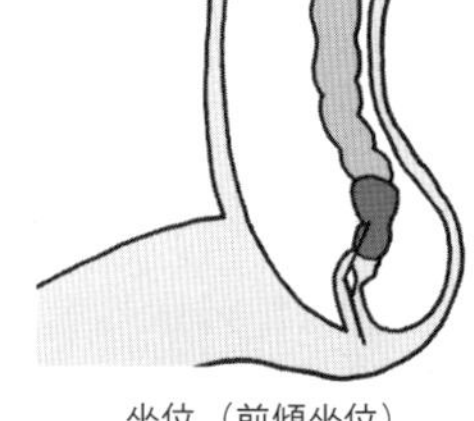

坐位（前傾坐位）

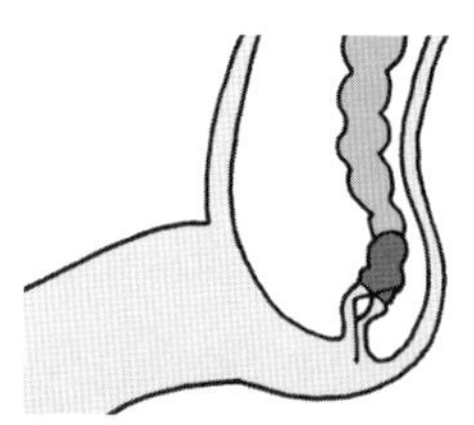

坐位（背もたれにもたれる）

野尻普一．Wamnet 連載コラムより引用

の圧が必要です。「いきみ」は呼吸筋によるもので、「踏ん張り」は腹筋によるものです。

仰臥位や、バックサポートにもたれた坐位では、呼吸筋や腹筋の力が弱いので「いきみ」が弱くなり、踏ん張れません。強く踏ん張るには、足部を安定させて踏み込む必要があります。

排泄には、これら「重力」「いきみ」「踏ん張り」の３つの力の方向軸が一致して直腸に作用する必要があります。

このような坐位姿勢をとるには、トイレやポータブルトイレの高さ、座面（便座）の角度、大きさ、形状、アームサポート（肘かけ）などが影響します。高さは、足がしっかり床につくようにします。

図表 2-32「考える人」ならぬ「排せつする人」
排泄するときの理想の坐位？

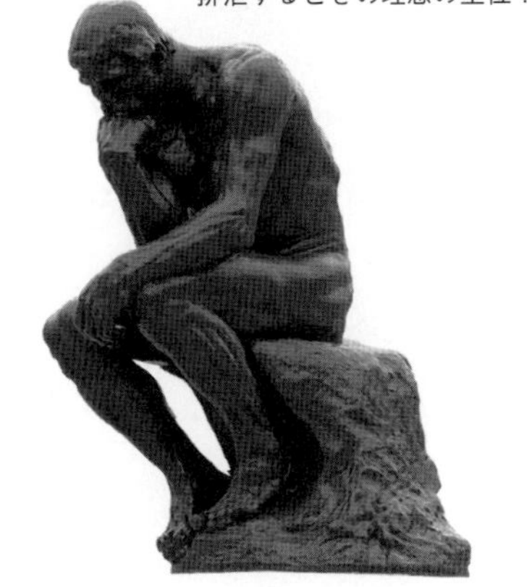

しかし、立ち上がりや車椅子などへの移乗との兼ね合いで、便座の高さをあまり低く設定できない場合は、排泄時に足台などを使用する方法も有効です。

余談ですが、上記の３つの力が有効にはたらくシーティングを考えると、ロダンの「考える人」の像が目に浮かびます。あの姿勢は排泄のために有効な姿勢であり、ロダンには悪いけれど、「排泄する人」の像として参考になるのではないでしょうか（図表 2-32）。

考えてみよう！「坐ってうんこ」の事例

私（稲川）が担当した患者さんを紹介しながら、うんこ（排便）の大切さについて述べます。

便秘の解消は食欲を改善して生活を取り戻してゆく要の部分です。そして、そこには坐位をとることが重要なポイントとなってきます。

1 便塊が膀胱圧迫

Ａさんは 49 歳の男性。右被核出血にて緊急入院し、急性期の加療を受け、発症 15 病日後、回復期リハ病棟に転科しました。

発症後より挿入されていた膀胱留置バルーンカテーテルの抜去を試みましたが、自尿は得られませんでした。精査目的に腹部ＣＴを撮影したところ、多量の便の塊が直腸に溜まり、尿道を圧迫していることがわかりました（図表２－ 33）。

摘便処置を行い、硬くなった便塊の一部を取り出した後、トイレに坐ってもらうと、残りの便塊が多量に排泄され、同時に自尿も得られました。

Ａさんは、脳出血を起こした後、一度もトイレに坐ることはなかったようです。早期からの水分管理と坐位の姿勢保持（とくにトイレで坐ること）を行っていたら、尿閉をおこすまでの便秘には至らなかったと思います。その後、Ａさんの便秘は解消し、排尿障害もなくなり、リハビリも順調に進みました。

図表 2-33 直腸で、便塊が尿道の頸部を圧迫し、オシッコが出ない状態

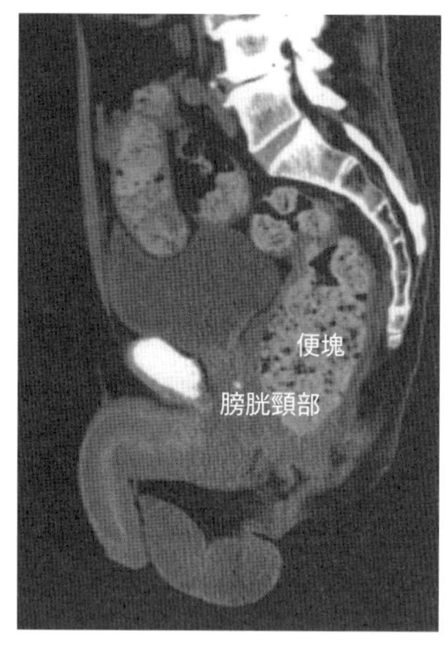

腹部・骨盤 CT：矢状面

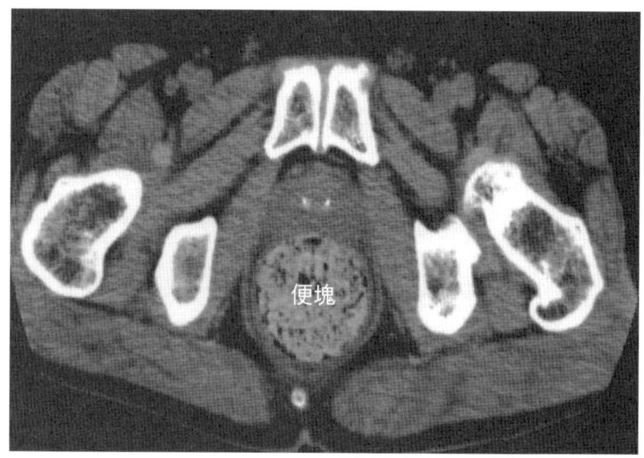

腹部・骨盤 CT：横断面

2 腹部膨満（ぼうまん）

Ｂさんは 99 歳女性で、第１腰椎圧迫骨折に対してコルセットが処方され保存的加療となりました。

腰痛のため起き上がれず、食事がまったくとれずに経過し、発症 30 日後に回復期リハ病棟に転科となりました。脱水が進み、虚脱状態で点滴の確保ができず、やむなく皮下輸液（皮下点滴）で対応しました。

Ｂさんは、骨折前からほぼ寝たきり状態で過ごされていました。年齢的なことも考慮して、経管栄養はせず、食べられるだけの量を食べて自宅で終末を迎える、というご家族の意向を踏まえて、私たちは訪問診療と訪問看護を導入して退院していただく方針でした。

図表 2-34 Ｂさんの腹部 CT。直腸内に便塊が貯留している

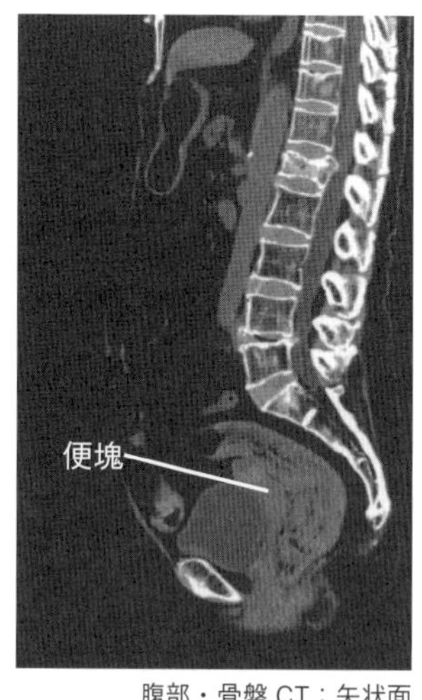

腹部・骨盤 CT：矢状面

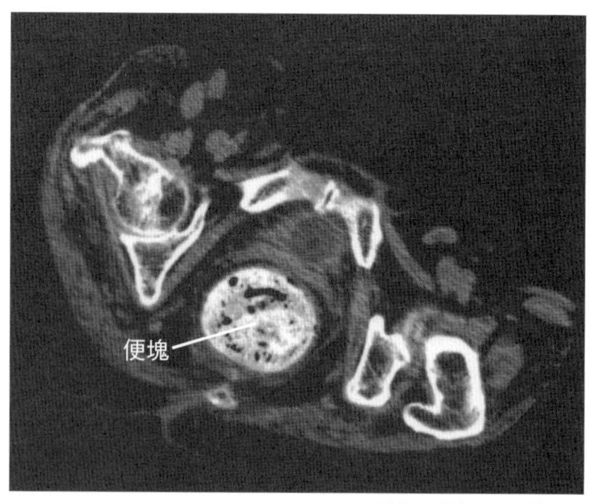

腹部・骨盤 CT：横断面

退院が間近になって腹部の膨満が強くなったため、腹部CTを撮影したところ。多量の便塊が直腸内に貯留している所見を得ました（図表2-34）。

摘便処置を繰り返し行い、可能な限り坐位をとることで、数日間で多量の便を排出しました。その結果、腹部の膨満はなくなりました。

このような時に、Bさんは病院で99歳の誕生日を迎え、お孫さんが用意したショコラとモンブランのショートケーキをおいしそうに２個とも食べました。

退院後は訪問リハビリも取り入れ、トイレに坐る環境をつくってもらいました。食事やトイレの場面で、坐位で過ごす機会が増え、車椅子に坐って過す時間が長くなったことでデイサービスにも参加できるようになりました。

まったく食事がとれず、終末を自宅で迎えることを覚悟したBさんでしたが、もうすぐ、100歳の誕生日を迎えようとしています。

3 嵌入便（かんにゅう）

Cさんは84歳女性で、2021年１月、自宅で倒れていたところを発見され、同日、当院に救急搬送され、脳梗塞の診断で入院。保存的加療が開始されました

数週間後、急性期治療を終えて回復期リハビリ病棟に転科となりましたが、転科時より左骨盤から股関節周囲にかけて痛みを訴え、ベッドから起き上がろうとしません。認知症でご本人がうまく説明できないので、腹痛か股関節痛か把握できませんでした。「便秘はないか」と看護師に聞きますと、「毎日、ちゃんと出ています」とのこと。確かに腹部は平坦で軟らかく、圧痛もありませんでした。骨折も疑われたため、腰部～骨盤にかけてCT撮影をしました（図表2-35）。

図表2-35 Cさんの腹部CT画像

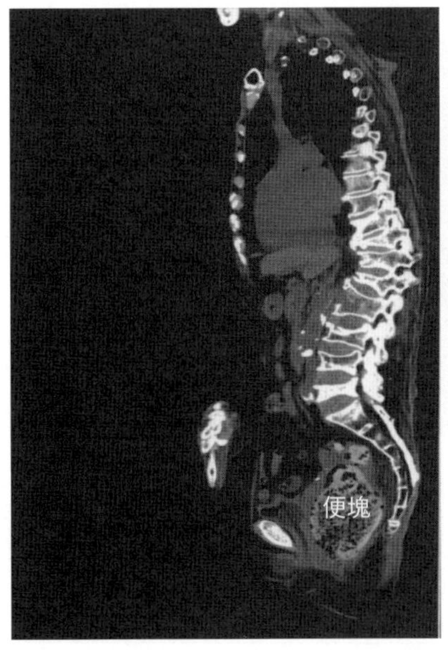

腹部・骨盤CT：矢状面

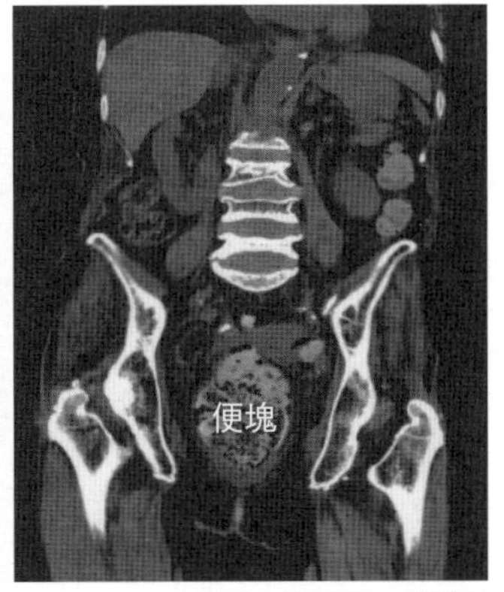

腹部・骨盤CT：前額面

CT の結果、直腸には多量の便塊が貯留しており、いわゆる「嵌入便（かんにゅうべん）」（図表 2-36）の状態であることがわかりました。長期臥床によって水分が吸収されて便が硬くなり、直腸に貯留した状態です。肛門から指を入れると、石のようなコロコロ便を触れました。

「便は出ている」との看護師の報告でしたが、それは下剤によって柔らかくなった便がコロコロ便の隙間を通って排泄されていたというわけです。「便秘による便失禁」の状態だったのです。

入院早期から水分管理を行い、トイレに坐って排泄をする、という基本的なことを実行していればここまでには至らなかったと思います。

図表 2-36 嵌入便

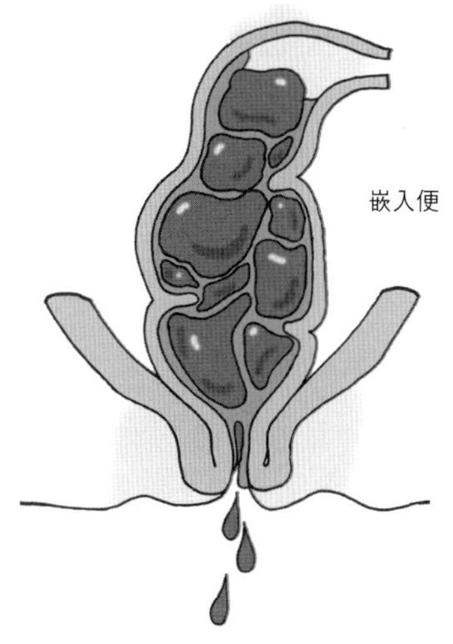

患者さんは摘便処置にて多量の便塊を排出し、その直後から痛みの訴えはすっかり消失しました。

その後、患者さんには水分摂取を促し、日常的にトイレで坐位をとることを習慣化することで便秘は解消し、リハビリも順調に進みました。

排便コントロールはチームで行う

排便障害は下剤だけでは解決できません。排泄に関わる生活環境と患者個人の身体的な要因とを合わせてみてゆく必要があります。

そのためにはトイレ環境、排泄行為、食事の内容などを総合的に評価します（図表 2-37）。

図表 2-38 は、食べ物が消化されて、大腸の中を移動するスピードと、その際の便の性状をあらわした「ブリストルスケール」です。便を観察することで腸内環境をある程度予想できます。

便の量は摂取した食物繊維の量によって変わります。大腸の中を移動するスピードによって便が固くなったり軟らかくなったりしますので便の性状を見ながら排便状況を知

図表 2-37 排便障害の要因とアセスメント（排泄環境と障害を観る）

排泄環境	トイレまでの移動、排泄、排泄後の処理など、排便行為で支障がないか （移乗・移動・座位保持・手すりの配置・更衣など）
疾患・障害	手足の麻痺や筋力低下の状態、自律神経の異常などはないか （不眠・不穏・生活リズムの変化・薬剤の影響など
消化機能 （大腸での便形成）	食べたものがきちんと消化され、便となって直腸まで運ばれているかどうか （食事と水分管理・排便頻度・便の性状観察・腹部の触診・直聴診など）
直腸・肛門機能 （便の保持と排泄機能）	便をトイレに行くまで保持し、排出するまでの機能に異常がないか

図表 2-38 消化管通過時間と便の性状（ブリストルスケール）

消化管の通過時間		性状	説明
非常に遅い（約 100 時間）	1	コロコロ便	硬くてコロコロのウサギの糞状の便
	2	硬い便	ソーセージ状であるが、硬い便
	3	やや硬い便	表面にひび割れのあるソーセージ状の便
	4	普通便	表面がなめらかで柔らかいソーセージ状あるいは蛇のようなとぐろを巻く便
	5	ややややわらかい便	はっきりとしたシワのある柔らかい半分固形の便
	6	泥状便	境界がほぐれて、ふにゃふにゃの不定形の小片便。泥状の便
非常に速い（約 10 時間）	7	水様便	水様で、固形物を含まない液状の便

図表 2-39 便秘の主な原因

・栄養管理（食事内容の問診）・水分摂取不足
・薬の影響（眠剤・抗精神病薬、抗アレルギー剤・利尿薬など）
・急性期治療のストレス（手術や安静）・不必要な臥床
・病棟や施設環境（活動性の低下）
・トイレの環境不備（便座の高さや位置の不備、排泄のし難さ）

り、食事内容と生活環境を整えることが重要です。必要な下剤の種類や量も調節します。

排便コントロールを成功させるには、スタッフ全員が「便」に関心を持ち、チームで対策を講じることです。便に関心を持つことによってすぐに改善されることがあります。しかし、放っておくとますます悪化します。良くなるのも悪くなるのも、生活とリハビリに直接影響するものだと思います。

良い排便コントロールは、日々、患者さん、利用者さんに接しているからこそできることです。

まず私たちが現場で早期から取り組める基本的な対策は、「水分を十分とってもらう」と「食事や排泄では坐っていただく」ことなのだと思います。

図表 2-39 は、便秘の主な原因、図表 2-40 は、その主な対策です。対策として坐位をとることがとくに大切です。苦痛のない、排泄に適した坐位を目指してほしいものです。

「坐ってうんこ」と SC マトリックスの関係

排便対策は一人ひとりの患者さんや利用者さんに対して、周囲からの総合的な関わりが必要です。

排泄には、認知機能、摂食嚥下、呼吸機能、ADL、筋や骨格、用具（環境）などが関

図表 2-40 便秘の主な対策

・治療者、介助者が便に関心を持つこと（触診、便の性状・量・回数などの観察）
・生活リズムを整える（離床・整容・食事・排泄・運動の一連のリズムの構築）
・坐位の励行（シーティングは重要、苦痛のない坐位姿勢を確保する ）
・生活環境を改善する（生活行為を促す、臥床時間を減らす工夫、トイレの環境整備）
・食事内容を検討（食材の検討、咀嚼の重要性）
・内服薬の副作用に注意（眠剤、抗精神病薬、抗生剤など）
・適切な下剤の検討（食事内容、排泄状況、生活状況に応じて使用）
・苦痛を除去・緩和する（体幹コルセットの適正化、心身の安定化は大切）
・気兼ねさせない排泄介助（心配り、思いやり）
・食事の楽しみ、他者との交流、会話、笑い等々総合的に捉えていく必要あり

コラム　リハビリは“地に足を着ける”ところから始まる！（稲川）

「地（床）に足が着いている」ことで、患者さんは坐位のバランスが改善され、立ち上がりや移乗動作が行いやすくなります。安定した坐位がとれることで上肢の動きも良くなります。地に足がついているという感覚は、患者さんの意識を賦活化し、精神的な安堵感をも与えてくれるものです。

図表 2-41 は、あるリハビリ病院で毎日繰り返されている食事の場面です。安定して歩ける患者さんが少なく、ほとんどの患者さんは車椅子で食堂のテーブルまで運ばれ、車椅子のまま食事を始めます。足はフットサポート（足台）に置いた状態です。

フットサポートに足を置いたままだと、膝が浮いて、体幹はバックサポートにもたれた状態になり、姿勢は不安定で、身を乗り出すことが難しくなります（図表 2-42)。

身を乗り出さないと、先の方に手が伸びにくくなり、手の巧緻性も落ちますし、摂食嚥下、咀嚼機能にも影響します。

私たちは、自然に身を乗り出して食事をとっていますが、その自然の生活行為を促すことが、リハビリの重要ポイントです（図表 2-43)。いいかえると、そのような姿勢をとることがリハビリになります。

食事・排泄・更衣・整容など毎日繰り返される生活行為を大切にしなければ訓練室での訓練が生きたものになりません。日々、三度三度繰り返される食事の姿勢で、「地に足を着ける」という配慮があれば食事のとり方、満足度は大きく変わります。忘れてはならない日々のちょっとした配慮です。

図表 2-41 患者さんが、車椅子に坐ったまま食事を摂っている。
足は、フットサポート（足台）に乗せたまま。

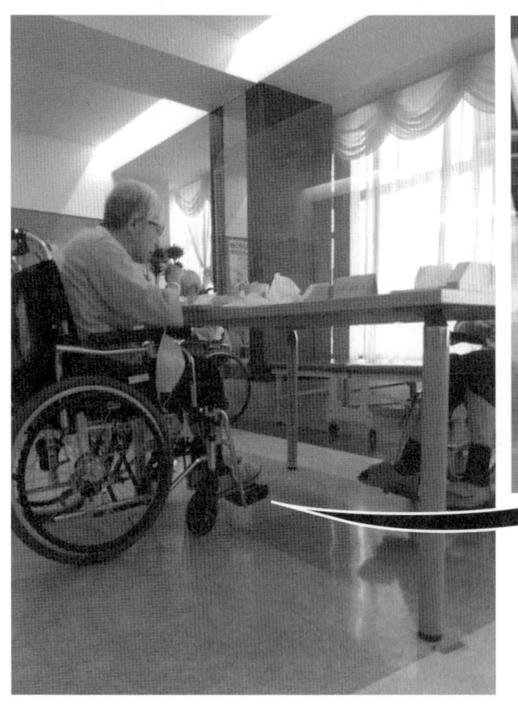
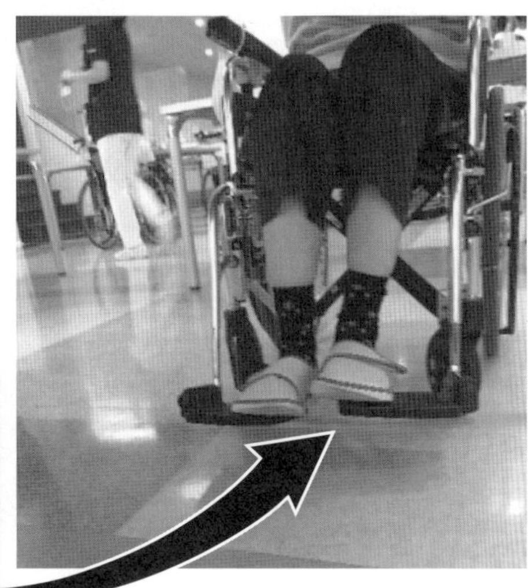

図表 2-42
フットサポートに足を置いたままだと、
体幹はバックサポートにもたれたままとなり、
身を乗り出すことが難しくなる。
骨盤も寝たままの状態で、飲み込む力が弱くなる。
気持ちも前向きになれない。

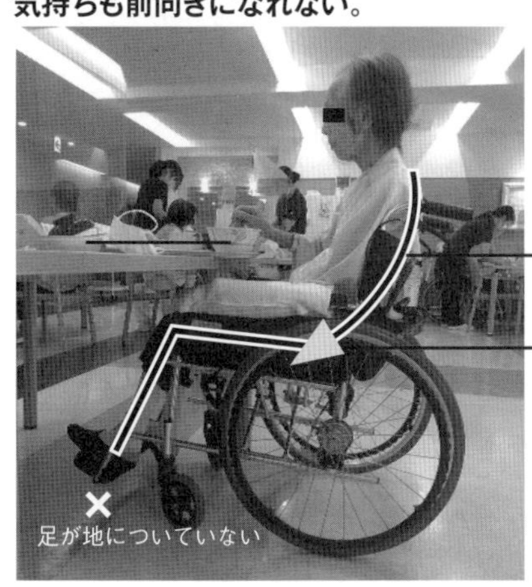

図表 2-43
足を床に着けることで、骨盤が立ち上がり、
脊柱が伸びて飲み込む力が増す。
躯幹が乗り出して食事にふさわしい姿勢と
なる。
重心線はきちんと基定面に収まり、能動的
な上肢の使用も可能となる
（第1章シーティングの基本的な考え方参照）。
背筋を伸ばし、手を伸ばす・・・朝の食事
からリハビリが始まる。
食事の基本は地（床）に足を着け、背筋を
伸ばすこと

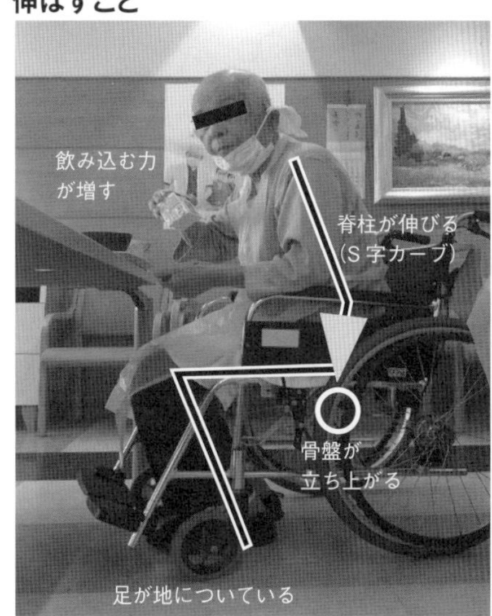

図表 2-44 ハムストリングスは、半腱様筋・半膜様筋・大腿二頭筋からなる筋で、お尻の坐骨結節から伸びて膝の裏側を通り脛骨(けいこつ)と腓骨(ひこつ)に着く筋肉

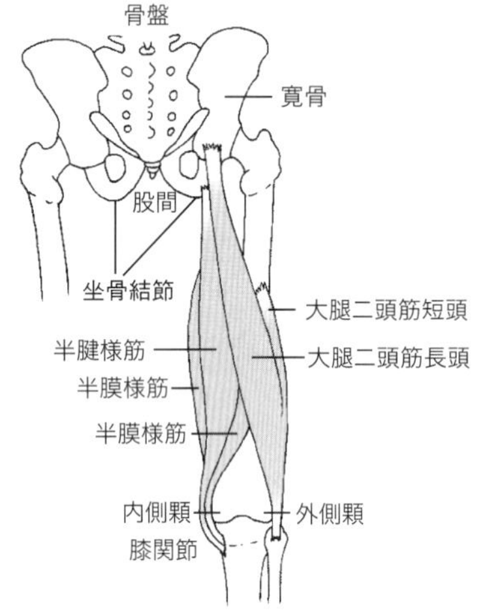
骨盤
寛骨
股間
坐骨結節
大腿二頭筋短頭
半腱様筋
大腿二頭筋長頭
半膜様筋
半膜様筋
内側顆
外側顆
膝関節

わります。

便が出ないという状態に対して、下剤だけで対応するのではなく、予防からその後の生活まで、広く俯瞰しながら策を講じていくことが必要です。

本書で提示している「シーティング臨床（SC）マトリクス」は対象者の全体像を捉えることができ、対象者をそこに当てはめればいくつかの課題が見えてきます。必要なアプローチが自ずと明確になり、アプローチ後の変化も継時的に捉えていくことができます。

課題を広い視野の中で捉えることで、スタッフ個々の役割が明確となり、チームワークがとれるようになります。

シーティングのノウハウとともにSCマトリクスを活用して、排泄の問題にも取り組んでいただきたいと思います

図表 2-45 坐骨坐り、仙骨坐り

ハムストリングスが十分伸びれば骨盤が立って「坐骨坐り」となり、脊柱のＳ字カーブが改善され、咀嚼や嚥下機能が向上する。右は仙骨坐りで、ハムストリングが短縮している

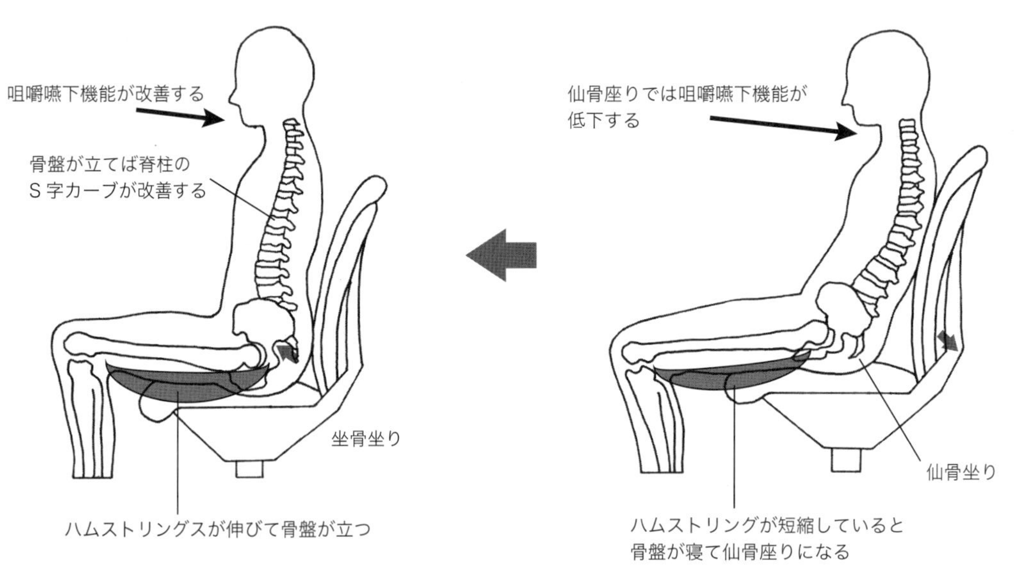
咀嚼嚥下機能が改善する
骨盤が立てば脊柱の
Ｓ字カーブが改善する
坐骨坐り
ハムストリングスが伸びて骨盤が立つ
仙骨座りでは咀嚼嚥下機能が
低下する
仙骨坐り
ハムストリングが短縮していると
骨盤が寝て仙骨座りになる

図表 2-46 ハムストリングの短縮予防運動

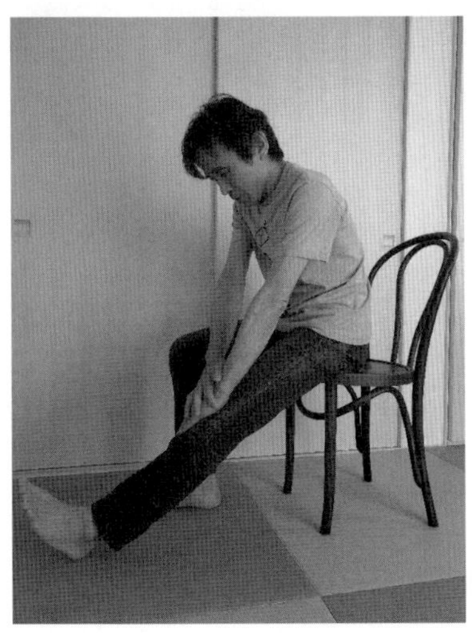
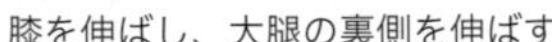

膝を伸ばし、大腿の裏側を伸ばす

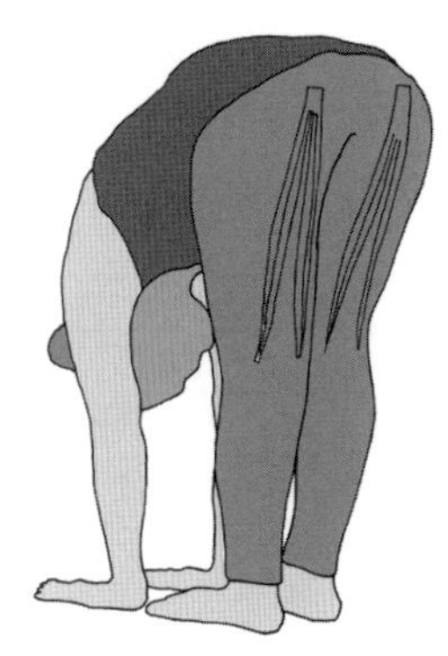

膝を伸ばして体幹の屈伸

「坐ってうんこ」の課題はすべての人にとって不可欠な重要課題です。スタッフで力を合わせてより良い介護・看護を実現していきたいものです。

骨盤を立てるためのストレッチ

食事の場面に限らず、坐る姿勢で大切なことは「骨盤が立っている」ということです。これはシーティングの基本です。

坐った姿勢で骨盤が立つための条件としてはハムストリングスという大腿の裏側にある筋肉群（図表 2-44）が十分に伸びる必要があります。ハムストリングスは骨盤の坐骨結節

コラム　食事と看取り（稲川）

人は亡くなるまで「食」へのこだわりは尽きません。以下、私（稲川）の看取りの経験を述べます。

ほんの一口か二口、「食事」とは、とうてい言えないような最後の「味わい」が、本人だけではなく、家族の心にも大きな慰めになることがあります。たとえ、そのことが死を数日か数時間早めることになっても、最後に覚えた満足感は、本人にも家族にも大きな財産になることがあります。

緩和ケアにあっては当然なことかもしれませんが、医療や医学を超えたところに人間の強い思いがあります。あるいは、その思いを共有することが、医療や医学の根底にあるかもしれないとも思います。

以下はシーティングには直接関わりませんが、シーティングによって亡くなる日まで坐位をとることができ、また食が自立することがあります。もしそれができるなら、シーティングは、大きな心の支えになります。

コラム　その一口が家族に遺す思い（稲川）

金治さんは80代後半で、妻の直子さんと二人暮らし。パーキンソン病で当院の神経内科でフォローされていました。

４年前に軽い脳梗塞を発症し、当科が関わることになりました。幸い、脳梗塞の麻痺は軽く、歩行が可能となり、ADLも自立して退院しました。退院後は自宅からは通院以外に外に出ることはほとんどなく、リハビリなどもすすめましたが、自宅のベッドで寝て過ごす日々が続きました。

間もなく金治さんの筋力は低下し体力も衰え、嚥下障害が目立つようになりました。金治さんは誤嚥性肺炎を繰りかえし、そのたびに入院して肺炎の治療とリハビリを受けました。

入院するたびに機能は大きく低下し、リハビリが追いつかず、４回目の入院時には寝返りもうてなくなって、経口摂取は困難になりました。

栄養の確保のため、やむなく胃瘻を造設し、栄養状態を改善しながらリハビリを行いました。経口摂取は難しく、嚥下訓練は食物を使わない間接訓練で行いましたが、食べることが大好きな金治さんのフラストレーションは高まりました。担当の言語聴覚士（ST）は、少しだけでも何か食べられるようにと、主治医や看護師と協議し、ほんの２、３口を限度にゼリーを摂取してもらうことにしました。

しかし、金治さんにしてみれば、「一口、二口で終わりじゃかえってつらい」とかすれた声で訴えます。

妻の直子さんも、「夫は旅行に行って、おいしいものを食べるのが趣味でした。このままで何も食べられずに最期を迎えるなんて、悲しすぎるよ。主人が可哀想。食べられるようになったら主人はきっと元気になる。そしたら、家に帰れる」と言います。とはいっても、現状は絶望的で、私たちスタッフも、金治さんが食べられることを強く望んでいましたが、常に発熱があり、誤嚥を繰り返す金治さんには、少量のゼリーが限度と、繰り返し説明するよりほかありませんでした。

その後、金治さんは日中もうとうとして過ごすようになり、直子さんとの会話もほとんどなくなりました。直子さんは日に何度も私の診察室を訪れては、「おいしいものを食べるのが生きがいだったあの人が、ゼリーだけしか食べられなくて、このまま逝ってしまうと思ったら、悲しくて悲しくて･･･」と目に涙を浮かべます。

鉄火巻に挑戦

そんなある日、直子さんが私の診察室に来てしばらく帰らず、何度も夫が可哀想と訴えました。

私は、「誤嚥をするのはわかっているから、これ以上食事を増やすことはできないんだ。僕らもつらい」と言わざるを得なかったのですが、直子さんはついに大きな声で泣き出してしまいました。

私は、泣いている直子さんを見ながら、「私の言っていることは、はたしてもっともなことなのか。金治さんに長く連れ添った直子さんには、どう説明しても納得できない思いがある」と腹を決めました。

「もう泣かなくていいよ。ゼリーが食べられるんだから、何か食事らしいものを考えようね」

子どもみたいに泣いている直子さんにそう言って、病室で待つように伝えました。

私は、その足で病院の売店に向かい、マグロのすり身を巻いた鉄火巻きを選びました。ビニールパックに鉄火巻きが６個。巻きの中央にはピンク色に輝く柔らかそうなマグロのすり身が入っていました。レジで小さなスプーンをもらって金治さんの病室に向かいました。

金治さんのいる病室は４人部屋で、個々のベッドにはカーテンが引かれ、金治さんは奥のベッドに寝ていました。

私はベッドの側に行き、２人に鉄火巻きを見せ、「内緒だよ」と、人差し指を口に当てました。ベッドを起こし、体の位置を整え、オーバーテーブルを金治さんの目の前に移動させました。それからナースステーションから持ち出した熱いおしぼりで、金治さんの顔と手を拭き、スポンジで口の中もきれいにしました。

パックの包みを開けたらプーンと寿司の香りがしました。私は鉄火巻きをくずして、すり身をアイスクリームのスプーンでぬぐいとり、醤油を付けて金治さんの口に運びました。

わずかな量でしたが、金治さんはモグモグと味わった。そして、コクリと飲み込みました。

「うめぇなぁ！」と、金治さんがしみじみと言いました。

「あんた、おいしい？」

直子さんが聞くと金治さんは頷きました。

「主人は寿司が大好きなんです」

診察室で声を出して泣いていた直子さんに笑顔が戻りました。

ゆっくり、ゆっくり、一口一口、私はマグロのすり身を金治さんの口に運びました。金治さんはとうとう全部無事に食べ終わりました。食べ残したご飯と海苔の残骸は、「証拠隠滅」と言いながら、直子さんが全部食べました。誰にも気づかれない、３人のひそかな行為でした。

逸脱行為で悩む

しかし、私は、直子さんも金治さんも喜んでくれたけれど、これで済ませていいのか、と悩みました。自宅に帰ってからも、スタッフがみんなそうしてあげたいと願っていながら、誤嚥の危険からそれをできなかったのに、私だけ、抜け駆けして本人と妻に喜んでもらう行動に出たことはチームアプローチの基本を逸脱している。そもそもとても危険な行為です。

私は、翌朝、嚥下訓練担当のSTに昨日のことを「白状」しました。ただちょっと嘘も混じえて。

「昨日の夕方、僕がふらっと病室に行ったら、直子さん、なんと金治さんに寿司を食べさせようとしてたんだよ。ゼリーばかりじゃ可哀想だ、と言って、売店で鉄火巻きを買ってきて、食べさせる寸前だった。そこまでするなら僕がやる、と言って、中身のマグロのすり身だけ、ほんの少し、食べてもらった。そしたら、むせずにおいしそうに何口も食べたよ。うめぇなぁーって言ってさ。それを見て、ゼリーばかりじゃ無くて何か工夫しても良いかも、なんて思った」

すると、担当STも喜んでくれて、チームで話し合い、金治さんには「豆腐味」や「茶わん蒸し味」「焼き鳥風味」などの嚥下食を出すようにしました。しかし、ゼリーよりは良かったものの、あまりおいしそうにはしてくれませんでした。

そんな食事を提供し始めて間もなく、金治さんは肺炎を発症し、食事はストップとなりました。

胃瘻からの栄養だけとなって１週間ほどで金治さんの肺炎は軽快し、数日後、金治さんは自宅近くの療養型病院に転院になりました。

金治さんが転院してからも、直子さんは私の診察室に顔を出し、今、入院している病院ではまったく口から食べさせてくれない、と嘆きます。寝たきりの状態で衰弱も進んでいるようでした。

「食べられさえすれば、家に帰れるのに」と繰り返す直子さんに、私は「家に連れて帰れるのが一番の望みなら、食べられるようになるのを待つよりも、今のうちに家に帰ったらどう？」ともち掛けました。「食べて元気になって家に帰る、というのはもう難しい。金治さんには食べることの喜びよりも家に帰ることの喜びの方が実現可能で、今できる大切なことではないか。家に帰れるのは、今しかないと思う」と話しました。

幸い、入院している病院が自宅の近くで、娘さん夫婦も手伝いに来てくれることになりました。自宅をかたづけて、車いすが使えるようにし、親戚や近所の人にも応援してもらうように計画が進みましたが、いよいよというとき、金治さんは肺炎を悪化させて他界しました。

栗ようかん

「主人はやっと帰って来ました」

葬儀が終わった数日後、直子さんは少し疲れた様子で、丸い背中を一層丸くして診察室を訪ねてくれました。

「先生ねえ、主人は食べられなくなって可哀想だったけど、あの時、にっこりして、『うめぇなぁ！』と言ったでしょ。あの時の言葉が忘れられないんです。嬉しかったんでしょうねえ。だから仏壇を拝むとき、『パパ、良かったね』って言うんです」と言います。仏壇には時々、マグロのすり身の鉄火巻きを供えるそうです。

金治さんが亡くなってからも、直子さんは診察もないのに私の診察室にフラリとやって来ます。腰が曲がって下を向いた姿勢でカートを押してやってきては、毎回、金治さんのことを話します。来るときはいつも近所で買ってきた栗ようかんをカートにぶら下げています。ずっと前に一度、直子さんから栗ようかんをもらったことがあり、「おいしかったよ」とお礼を言ったら、「先生は栗ようかんが好きなのね」と言って、いくら断っても、毎回、必ず栗ようかんを持ってやってくるのです。

「先生、おいしかった？」

「うん、おいしかったよ」

今もその会話が続いています。

から膝関節の裏を通って下腿（膝の下部）の後面に着く筋肉で、この筋肉が短縮していると骨盤が立たなくなります（図表2-45）。

シーティングの基本は、骨盤をなるべく立てることで、ハムストリングスの短縮を予防できます。日頃から骨盤を立てて坐るシーティングの習慣は大切ですし、図表2-46のようにハムストリングのストレッチをおこなうのも大切です。

（以上　稲川）

Ⅶ 基本動作・筋骨格

車椅子上での「人の動き」

身体に合っていない車椅子に坐った状態では、身体を動かしづらくなることは容易に想像できると思います。シーティングは、「椅子の上の姿勢を整えること」ですが、一つの姿

コラム　食べさせたいが・・・医療者の悩み（稲川）

私（稲川）がリハビリテーションの依頼で担当した入院患者さんに松庵さんという85歳のお坊さんがいました。重篤な血液疾患で、貧血が進み、肝機能が低下し、肺炎や心不全を併発して寝たきりの状態。さらに重度の嚥下障害があり、中心静脈からの栄養を余儀なくされていました。

私たちは、廃用性障害や合併症の予防のため、ベッド上で端座位をとってもらったり、病室で車椅子に乗ってもらったりしましたが、機能の改善は難しく、やがて起きることもできなくなりました。

松庵さんは、私たちの顔を見るたびに、「何か食わせろ！」と訴えました。私たちも、口から何か食べてもらいたい、といろいろ試してみましたが、嚥下障害は改善せず、口に入れたものはすべて誤嚥してしまいます。

徐々に病状が進み、生存が危ぶまれる中にあっても、かすれた声で「何か食わせろ！」と周囲に訴え続けました。付き添っている妻もつらそうでした。

「主人は食道楽でしたからねえ。食べられないというのは本人にとって、とてもつらいことだと思います」と肩を落とした。

フカヒレが食べたい

ある日、「何か食わせろ！」としきりに訴える松庵さんに、「何が食べたいの？」と聞くと「フカヒレ」とはっきり答えてくれました。

「フカヒレスープのことですか？」と私が聞くと、傍らにいた妻が、「この人は帝国ホテルの中華料理が好きで、フカヒレは好物でした。ちょっと贅沢だけど、よく食べに行ったんですよ」と答えます。

私から「食べたいものはないか」と聞いて、患者さんがそれに答えてくれているにもかかわらず、それだけの会話のやりとりで済ませてしまうのは、とても失礼なことではないか、と思いました。

松庵さんになんとかそれを味わってもらう方法はないものか。私たちは模索しました。

「舌の先にスープをのせて味わってもらうだけでもいいのではないか」

「注意して少量ずつ、吸引の準備をして何とか味わってもらう方法もあるのでは？」

「いくら少量であっても、誤嚥することがわかっているなら、やるべきではない」

私たちの意見はまとまらなかったのですが、数日後、松庵さんの妻は帝国ホテルに行って、フカヒレスープを容器に入れて病室にやって来ました。

勢で固めることではありません。どのような姿勢であれ、一つの「形」に固めることは、それがそのまま抑制・拘束となりかねません。車椅子シーティングとは、その方にとってのあるべき良い姿勢を安定して保てると同時に、身体障害があっても、可能なかぎり身体を動かしやすいようにすることです。

「身体が動かしやすい」とは、体幹や腕を動かすといった身体運動の「自由度」を高めることだけではなく、呼吸や嚥下といった基本的な生理機能の維持・改善、さらに「立つ・坐る・移乗する」「車椅子の自力駆動」まですべてを含みます。車椅子が合っていないと、これらさまざまなレベルの「動き」が抑制され、身体機能が低下していきます。

車椅子の「移乗・移動・姿勢」

車椅子の性能を評価するものとして、「移乗・移動・姿勢」があります。車椅子シーティングによって、移乗・移動・姿勢の状態を改善します。

「移乗」については、立位移乗か坐位移乗のどちらにしても自力や半介助で行なう場合には、本人の身体動作機能が発揮されます。つまり、車椅子に安定して坐っていることと

タッパーの蓋を開けて中を見せてもらうと、琥珀色のスープの中に半月状の分厚いフカヒレが浮いています。私が今まで見たこともないキラキラと光る立派なフカヒレでした。「これ、高かったでしょう？」と奥さんに聞くと「チョットね」と奥さんは笑っていました。

私は松庵さんのベッドを起こし、妻がフカヒレを松庵さんの目の前に掲げました。

担当の看護師が寄り添い、主治医が吸引の用意をしました。私は、口の中をきれいにした後、ティースプーンでスープをすくって、松庵さんの口に入れました。ほんの少量のスープですが、口に注いだ途端に「ゴホゴホ」とむせました。控えていた主治医がすかさず喉の奥にチューブを入れてスープを吸引しました。すぐに咳は収まり、呼吸が整うのを待って、再度、スープを口に注ぎました。松庵さんはまた「ゴホゴホ」とむせ、すぐ主治医が吸引しました。私は「もう終わりにしよう」と言ったのですが、松庵さんは口を大きく開けてスープを待っています。

どうしようかと迷いながら、「もう一口だけね」と念を押して、私はスープを一口注ぎました。やはりゴホゴホとむせが始まり、また、すかさず主治医が吸引します。

文字通り「万難を排して」のフカヒレスープでしたが、吸引が終わると、松庵さんは一言、「うめぇなぁ！」と声を上げたのです。妻は、「良かったねえ」とほっとした表情で夫の口元を拭きました。

翌日、松庵さんは熱発し、つらい肺炎には至らなかったものの、原病が進み、数日後、他界しました。

その日、跡取りの立派な風格の息子さんが、リハビリ室にみえました。

「あんたかい、おやじにフカヒレを食べさせたのは？」

腕には金色のロレックスが光り、見上げるほどの背丈でした。私は何を言われるのか不安な気持ちで答えました。

「あっ、そうですけど、何か」

息子さんは、私に握手を求めて、「ほんと良かった。おやじも嬉しかったと思うよ。ほんと、ありがとな、先生。おふくろも喜んでる」

力強い大きな手でした。

「うめえなあ…」

そのとき、松庵さんの言葉が聞こえたようでした。

は別に、移乗動作がしやすいかという評価も必要なわけです。

たとえば、「滑り坐り」は重心が後方に移り、バランスをとるために背を丸めて頭を突き出した状態です。いわば、身動きできないのですが、極めて「安定」した姿勢です。

逆に、骨盤から体幹をきちんと抗重力位に起こしている場合、その姿勢は「不安定」だからこそ、身体を動かせるわけです。ですから、車椅子上の姿勢として、「姿勢の安定」と「身体動作のしやすさ」とは、相反します。相反する条件をともに実現することを目指すのが、車椅子シーティングです。

要介護者の場合、とりあえずは「安全の確保」が最優先になると思いますが、それは車椅子上で不良姿勢のまま固めてしまうことではありません。安全確保だけをみれば、一時的な事故は防げても、中長期的には心身状態を悪化させます。むしろその状態は、「緩慢な事故」というべきかもしれません。

車椅子の生活の中で、「移乗・移動・姿勢」のそれぞれの動作を、相反させながらも、どうきちんと実現できるか。そのためには、シーティング以外にも、たとえば、生活場面に応じて車椅子上の姿勢を変える「姿勢変換介助」があります。

車椅子から、自力もしくは半介助で起立移乗してもらう場合、坐位姿勢から突然立とうとするのではなく、座面上でお尻を前に出し、床の上に置いた足を十分に後方に下げるといった動きを誘導するか、もしくは介助します。つまり「起立前準備動作の誘導／介助」を行います。

シーティングを行なった車椅子を十二分に生活場面の中で機能させるには、車椅子を調整するだけでなく、ご本人や介助者が車椅子に安楽に坐るための技術と、必要に応じて姿勢を変える「姿勢変換技術」がしっかりと行われていることが大切です。これらを十分に行わなければ、せっかくの車椅子シーティング作業が、実生活に役立つものとはなりません。

抗重力筋

筋の機能訓練というと、とっさにイメージするのは「筋力パワー」を発揮して、バーベルなどを繰り返し持ち上げるような筋トレの場面でしょうか？

しかし、要介護高齢者にとっては、そういう強力なパワーを発揮させるという筋機能だけではなく、もっと関心を向けるべき筋機能があります。

その一つが、「抗重力筋」です。抗重力筋とは、重力に抵抗して、立位や坐位といった姿勢を維持するために働く筋肉群のことです（図表2-47）。つまり、脊柱を起こした姿勢を保持する体幹の筋肉群と、下肢（脚）を伸展させる筋肉群の総称です。

私たちが地球上で坐位や立位が保てるのは、これらの抗重力筋群がバランスよく働いているからです。

抗重力筋は、坐位や立位の姿勢を保持するだけではなく、起立動作や歩行、さらには坐位での体幹の動作など、抗重力姿勢における動作の際にも重要な機能を持ちます。その際、筋は大きく活動し、縮んだり、ゆっくり引き延ばされ、関節運動を伴います。

坐位や立位姿勢を保っているだけであれば、筋は収縮しても筋の長さは変わらず、関節運動も伴いません。体幹の抗重力筋がきちんと機能しなくなると坐位が保てなくなります。ですから、シーティングで、リクライニング＋ティルティング姿勢（135ページ参照）をとることが必要になります。

抗重力筋の機能が低下して坐位姿勢の崩れが大きくなると、呼吸状態の悪化に直結します。

また、下肢の抗重力筋の低下によって車椅子を使うことになりますが、車椅子坐位においても、足をしっかり踏ん張ることが坐位保持には極めて重要です。車椅子の適合が悪いと、座面とバックサポートに体幹の体重をあずけ、足に体重が乗りません。すると足を踏ん張ることができずに、さらに姿勢が崩れていきます。

図表 2-47 抗重力筋群と延びる方向

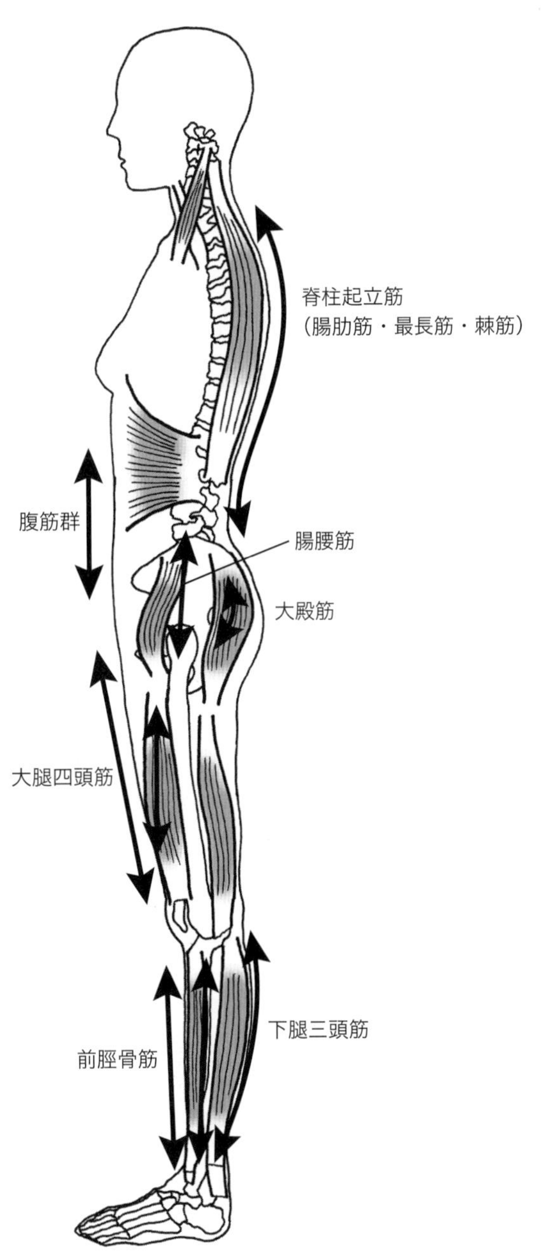

車椅子利用者でも、動きながら筋力を維持する

筋肉は、使わないと機能が低下します。若い人でも寝たきり状態になると、一日に約１～3%、一週間で10～15%の割合で筋力低下が起こり、３～５週間で約50%に低下すると報告されています。筋肉は機能低下によって、短く硬くなります。

いったん低下した筋力が回復するためには、低下させた期間よりもずっと長い期間が必要になります。ですから、寝かせきりではなく、車椅子などを使って坐位時間をできるだけ長く確保する必要があります。このことは、全身的な寝たきり状態の時だけではなく、たとえば骨折した時の局所のギプス固定でも同じことがいえます。

車椅子利用者であっても、積極的に「パワー・リハビリテーション」*などに取り組むことは大切ですが、それ以前に、日常生活の中できちんと身体を動かすことです。

適合の悪い車椅子では、体幹の体重を座面とバックサポートにかけ、足で踏ん張れず、姿勢を変えることもできません。

そのような状態では、ますます筋力が低下します。適合の良い車椅子に坐って、足をフットサポートや床にしっかりと着けて踏ん張り、体幹の重心を自力で移動させながら、上肢をきちんと使います。そういう日常生活場面が当たり前になって、初めて筋力が維持されます。それまで適合していない車椅子に坐らされていた人でも筋力が付いていきます。

また、筋は、動作や姿勢保持のために機能するだけではなく、体内において最大の水分保持器官です。

人間の体は60 ～ 70％が水分といわれていますが、最も多く水分を含んでいるのは筋肉です。筋肉は、約75.6％が水分とされています。筋が痩せて萎縮している人は、体内水分量が低下気味で、容易に脱水症・熱中症になります。

ところで、認知症の人の場合、いったん歩けなくなると、家族が身体機能訓練に難色を示されることがあります。歩けるようになってまた徘徊やオムツいじりをされるよりはこのまま歩けない方が良いというのがその理由です。

しかし、「認知症ケア」「排せつケア」などが適切であれば、徘徊はかなり防げますし、とくにオムツいじりは予防できます。シーティングは、認知症ケア、排泄ケアといった全体のケア計画の中で位置づけられるものです。総体としてのケアのあり方を目指すべきです。

＊パワーリハビリテーション　虚弱高齢者を対象に、専用の器械を使って筋肉に軽い負荷をかけながら行う有酸素運動で、ふだん使わない筋肉を刺激し、筋と神経の協調を促す。

造骨には刺激が必要

一定の姿勢の中で、しっかりと身体を動かすことができれば、筋力の維持向上につながるだけではなく、骨の健康にも良い影響があります。

骨は常に造りかえられています。骨が一定の硬さと健康を保つためには、栄養としてのカルシウム摂取や、円滑なカルシウム代謝、またカルシウム代謝を高めるビタミンＤが大切ですが、骨そのものに対する物理的な刺激も不可欠です。重力刺激・運動刺激といった荷重刺激が加わらない骨は、どんどんカルシウムが抜け、強度を弱めていきます。

いうまでもなく加齢によっても骨は脆（もろ）くなります。そのメカニズムは、加齢→体内のカルシウム量低下 →副甲状腺ホルモン増加→血中カルシウムの増加→その代償としての骨の脱灰（だっかい）→血管へのカルシウム沈着による動脈硬化と骨粗しょう症の増加。さらに骨折外傷や骨・関節の変形が増えます。

また女性の場合はとくに閉経後、骨の代謝を調整する女性ホルモンが減少して骨粗しょう症が発症しやすくなります。

したがって、歳をとっても骨の健康のためには、十分な量のカルシウム摂取、ビタミン

Dを増やす日光浴、運動が大切です。

これは、障害を持った高齢者の場合にはより大切です。部屋に閉じこもった寝たきり状態では、骨はどんどん脆くなっていくばかりです。

不良姿勢では、正しく荷重せず骨の劣化が防げないばかりではなく、むしろ苦しい無理な不良姿勢を継続的に強いることで圧迫骨折等を起こしかねません。(**以上　大渕**)

Ⅷ 用具

ヒトは生物学的には「ホモ・サピエンス」ですが、「ホモ・ファーベル」とも呼ばれています。「つくる人」の意のラテン語で「工作人」と訳されたりします。猛獣のような牙や爪をもたないが、石や動物の骨を打ち欠いて、鋭利なナイフや槍そして斧などの刃物をつくり出すことで他の動物に対抗し、そして圧倒して今日の人類の繁栄をもたらしたともいえます。

ヒトとしての弱点を、用具（＝道具）をつくり出すことで克服し、さらに別の大きな力を得てきました。ほかの動物たちよりも短距離を走るのが遅いという弱点も今では自動車を使えば、地上最速の動物（チーター）を軽く追い越すようになっています。

用具はほかの生物との競争に打ち勝つための手段として役立っただけではなく、歩き始めの乳幼児の手助けをする歩行器から始まり、近視の人の眼鏡や、話し声が聞きとりにくい人のための補聴器などのように、未熟な機能や衰えた機能を補助する用具（補助器具）もたくさんつくってきました。

足腰が弱ってくるというのは、老化のサインのようなもので、畳から立ち上がろうとするときに膝に手を添えるようになってきたら、その始まりといってもいいでしょう。その時に手すりがあれば、ずいぶん楽に立ち上がることができます。最近は登山だけでなく、街の中のウォーキングにも杖（ウォーキングポール、トレッキングステッキなど）を使う人を見かけるようになってきました。これらも歩行補助具として活用できます。

杖歩行がやや困難になった方には歩行器がお勧めです。最初はシルバーカーと呼ばれている買い物カートもいいでしょうが､日本の男性には屋外での使用は歩行器全般に対して、やや抵抗があるようです。

さらに歩行が困難になり転倒の危険性がみられるならば、車椅子がお勧めです。車椅子については、第４章でその選び方や調整方法など詳しく説明します。

歩行に問題が生じる前に検討しておくことですが､まずは食事の時の椅子とテーブル(食卓）です。座面の高さとテーブルの高さが適切でないと、食べこぼしが多くなります。

座面の高さは下腿長（ひざ裏から足底までの長さ）より低いものを選びましょう。そしてテーブルの高さは、椅子の高さプラス 20 ～ 25㎝くらいが適切です。箸とお椀を使う和

食器での食事の場合のテーブルは、洋食器を使うときよりは低めのほうが使いやすくなります。（**光野**）

第3章 マトリクスの使い方と事例紹介

実際に行ったシーティングの事例を紹介し、
患者・利用者がどのように状態を改善させたかを
SC マトリクス上で再現します。
褥瘡が改善されることによって、皮膚だけではなく、
循環器、呼吸器などさまざまな組織が改善します。

1．SC マトリクスのパーツの名称

第二章にも掲載しましたが、マトリクスのパーツの呼び名を再掲します（図表 3-1）。

図表 3-1 SC マトリクスの各パーツ名称

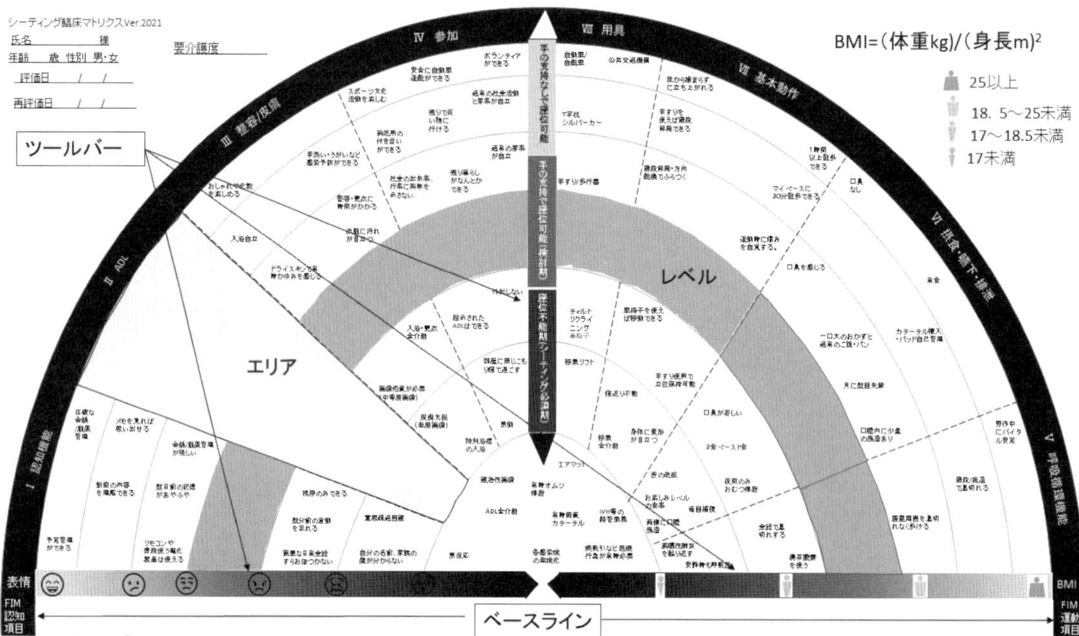

エリア：円左から、Ⅰ認知機能、Ⅱ ADL、Ⅲ保清 / 皮膚、Ⅳ参加、また右端から円中央に向かって、Ⅴ呼吸循環機能、Ⅵ摂食･嚥下･排泄、Ⅶ起居移動 / 筋･骨格、Ⅷ用具と配置されています。

Ⅷ用具が半円の中央にあるのは、身体能力が低下している人が社会参加するためには、シーティング、福祉用具が不可欠であるからです（図表 3-1）。

レベル（外周の帯状のゾーン）：ADL の国際基準である FIM（機能的自立度評価、Functional Independence Measure）を参考に、外側から、「自立レベル」（健康状態）、「環境調整レベル」（手すりの設置などを使うと自立できるレベル）、「見守りレベル」（常に見守りが必要なレベル）、「少介助レベル」（部分的介助が必要）、「半介助レベル」、「2/3 介助レベル」、「全介助レベル」と 7 つに分かれています（図表 3-2）。

ベースライン：半円の底辺に位置する水平線で、数値は FIM にあてはめたものです。その下に必要な介助量、介護保険の要介護度を配置しました。ベースラインの中央より左側は「認知症状」を 35 点満点で評価したもので、中央にいくほど数値が減り、症状が重く

図表 3-2 7つのレベル

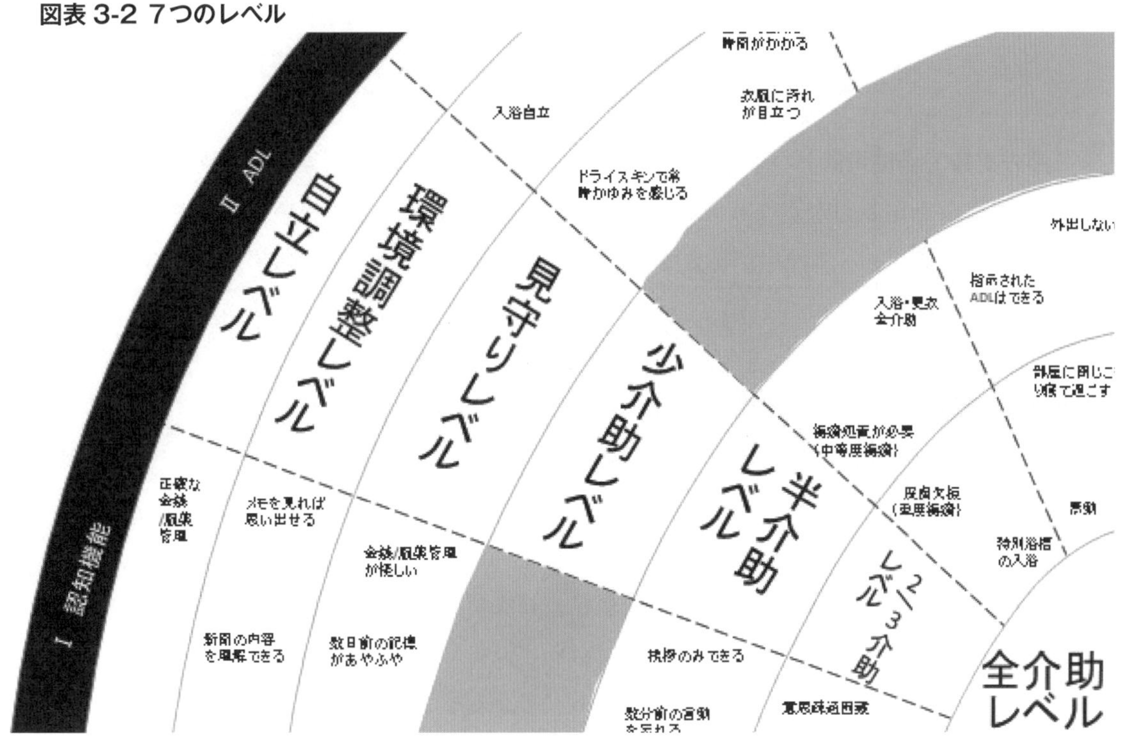

なります。右側は「運動機能」を 91 点満点で評価したもので、中央に近づくほど虚弱になります。濃い色ほど認知症状、身体症状ともに重くなります。

たとえば、外側に位置する淡いグレーは、認知機能においては複雑なコミュニケーションが可能なレベルで、身体的には要支援 2 以上の健康状態をあらわします（図表 3-3）。

図表 3-3 ベースライン

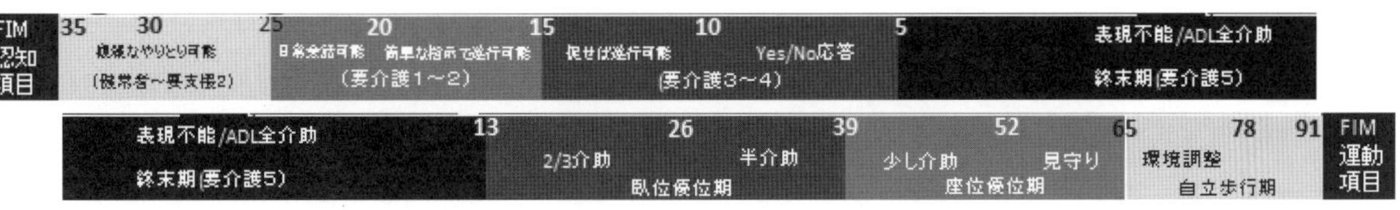

坐位指標バー（縦の矢印）：マトリクス中央を縦に分割する矢印で、坐りの自立度、シーティングの必要度といった坐位能力のおおよその評価基準です。ホッファー座位能力分類（日本シーティングコンサルタント協会版）を参考にしています。ホッファー（Hoffer）は、この評価基準の開発者の名前です。

「手の支持なしで坐位が可能」：端坐位で 30 秒以上自立して坐ることができる段階です。このレベルでは、ふつうシーティングの必要はありませんが、長時間の坐位保持が難しい場合はシーティングを視野に入れます。一見きちんと坐っているようにみえても、強い円背(ぱい)や側屈（体幹が斜めになる状態）があると、体幹に負担がかかり、長時間坐れません。介護者がこの段階で気づいてすばやく対応すれば、健康状態は長く維持されます。

「手の支持で坐位可能」：両手または片手で身体を支えれば30秒以上、坐位が保持できる状態です。身体能力がかなり低下し、ADLに支障が生じている状態を指します。この状態ではシーティングの検討が必要です。放置するとさまざまな健康被害をもたらし、坐位不能状態になります。

「坐位不能期」：手で体幹を支えられず、倒れていく状態です。坐位のみならず頸が据わらない状態（頸を自力では起こせない）もみられ、ティルト・リクラニング車椅子（135ページ参照）や座位保持装置など特殊な椅子が必須な時期です。

表情バー：左半分の底面におなじみの「表情」による身体状況の評価が配置されています。表情マークは、数値化できない感情や、疼痛、体調、自律神経症状などをあらわし、マトリクスの「レベル」（年輪）にそって１～６に分類します（図表3-1）。

１😄 喜び、快適、健全、満足な状態
２😕 可もなく不可もなく中立的な状態
３😣 やや不満、不快感、耐えしのび、我慢を強いられている感じ
４😠 怒り、耐えがたいイライラ、不満、不調、易怒(いど)性のある状態
５😖 拒絶、気を失いそう、うつ、絶不調など最悪な状態
６😵 酩酊状態、コントロール不能、無動無反応、自律神経失調状態

BMI（Body Mass Index）バー：「肥満」の評価には、体脂肪率や体組成(たいそせい)の計測が行われます。一般の体脂肪計は、両足もしくは両手の間に微弱電流を流し、その電気抵抗を測定するもので、この値はメーカーによって異なり、正確な体脂肪量は計測できません。むしろ、身長と体重から簡便に計算されるBMI（体重kg÷身長m÷身長m、たとえば、身長165㎝、60㎏なら、60 ÷ 1.65 ÷ 1.65 = 2 2）が、多くの場合、総脂肪量とよく相関するといわれています。BMIの「肥満度」の基準は国によって異なりますが、WHO、日本肥満学会では、BMI 18.5未満を「低体重」、18.5以上25未満を「普通体重」、25以上を「肥満」と定義しています。

厚労省HPの日本人の食事摂取基準（2015年版）では、70歳以上の高齢者が目標とするBMIは21.5～24.9とされます。近年、高齢者はコレステロールなどの血液検査を気にして油脂類を極端に減らす傾向があり、運動習慣もあまりないことから、筋力低下（サルコペニア）、食欲不振などによる体重低下が観察されます。このため65歳以上の男性の

12.4％、女性の 20.2％が BMI 20.0 未満で、低栄養傾向と報告されています。高齢者の低体重（フレイル状態）はフレイルでない同年齢者と比較すると、転倒リスク 1.3 倍、ADL 自立度悪化 2.0 倍、死亡リスク 2.2 倍となります。そのほかにも、免疫力低下や創傷治癒遅延、転倒をきっかけにした寝たきり、がん、慢性心不全などのリスクが高まります。

厚労省は、70 歳以上の推定エネルギー必要量（kcal/ 日）を、活動度の「低い」「普通」「高い」の順に、1850kcal、2200kcal、2500kcal を推奨しています（図表 3-1）。

2．SC マトリクスの使い方

キーワードを自分でつくる

対象者（利用者さん、患者さん）一人ひとりに一枚ずつコピーしたＳＣマトリクスをつくってください。（巻末にコピー用マトリクスを差し込んであります）。

実際のケースである A さんの事例を用いて説明します。看護・介護記録などを参考にしながら、A さんの状態をマトリクス上で評価します。目下問題になっている「キーワード」を○などで囲みます（図表 3-4）。シーティング前後の評価では、評価日を書き込んだり、

図表 3-4 A さんのシーティング前のマトリクス評価

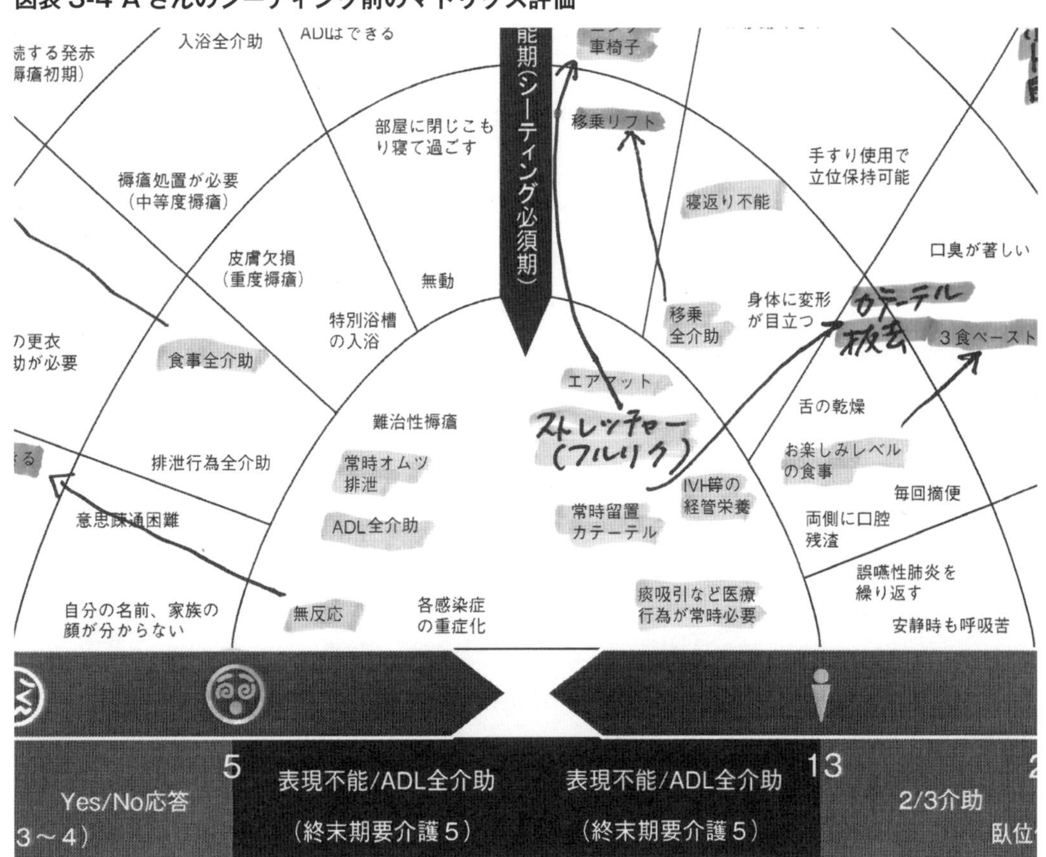

図表 3-5　A さんの状態

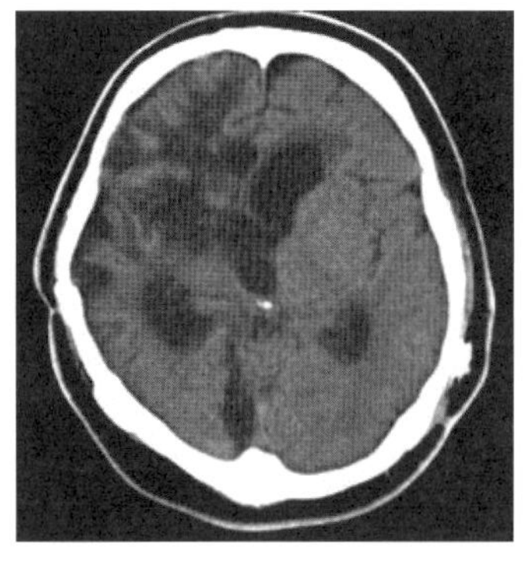
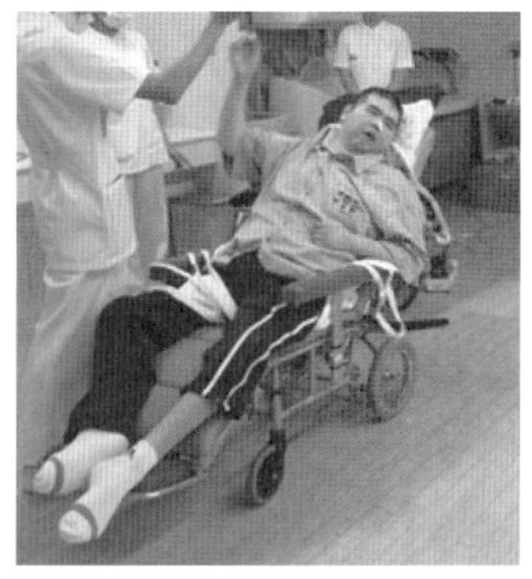
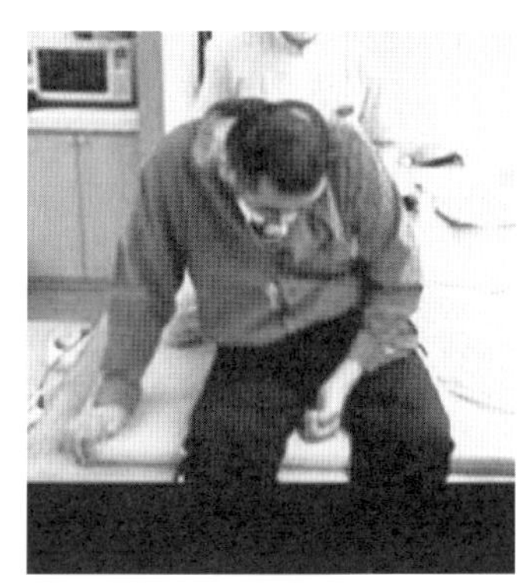
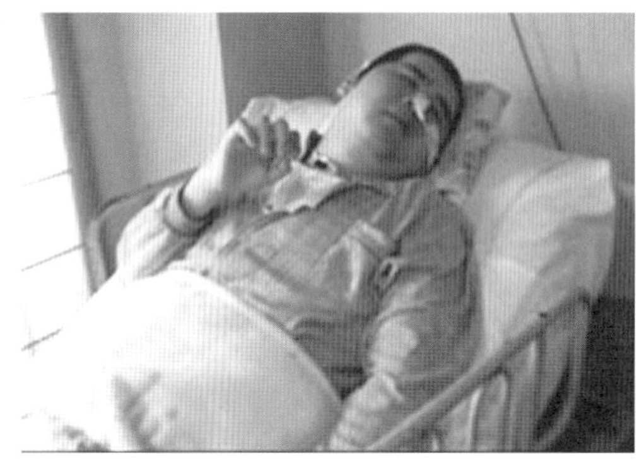

変化の状態がわかるように、実線、破線を用いたり、色分けします。その改善点が「見える化」すると、より客観的な実測値が得られます。介護職の励みにもなり、利用者、利用者家族にも喜ばれます。ご家族にクッションなど備品の購入を説明する際にも重要です。

マトリクス上に適当なキーワードがない場合は、該当するエリアに新規のキーワードをカスタマイズして書き込みます。

A さんは、広範な右脳出血を患い、重度な左片麻痺となりました。右上肢の支えがないと坐位保持が困難で、ADL は全介助でした（図表 3-5）。非常に身体が大きく、重度麻痺を伴うため、寝返りや移乗は多人数でスライディングシートを使って行いました。入浴には特別浴槽を使用し、食事は胃ろう栄養、排泄はオムツと尿道カテーテルを常時留置していました。

口腔機能訓練として、お楽しみ程度の経口摂取を試みましたが誤嚥のリスクが高く、排痰困難なため、常時吸引など医療行為が欠かせませんでした。機能訓練以外はベッドで過ごし、散歩などでフルリクライニング車椅子*に乗る程度でした。コミュニケーションは、両親やスタッフの声かけに対して、わずかに右手を振って応答しますが意志の疎通は困難でした。表情もほとんど確認できなかったため、表情バー６と推定しました。

＊フルリクライニング車椅子　バックサポートを 180 度倒すことができる車椅子。136 ページ参照

ケアの成果を客観的に「見える化」

シーティング前は、図表 3-4 の通りで、状態はほとんど全介助レベルです。A さんの

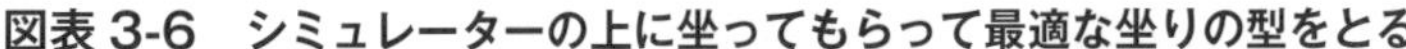

図表 3-6　シミュレーターの上に坐ってもらって最適な坐りの型をとる

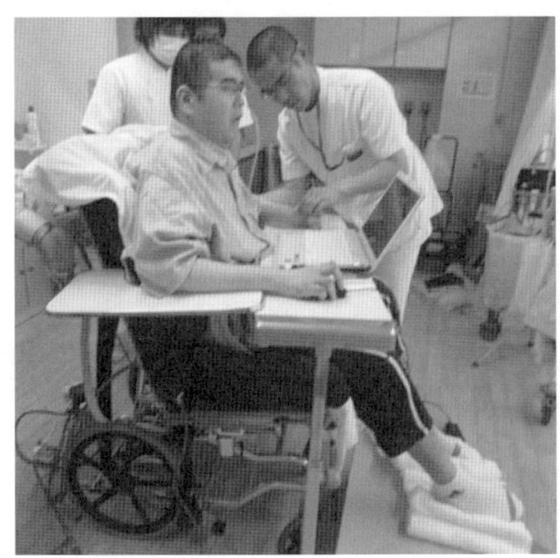

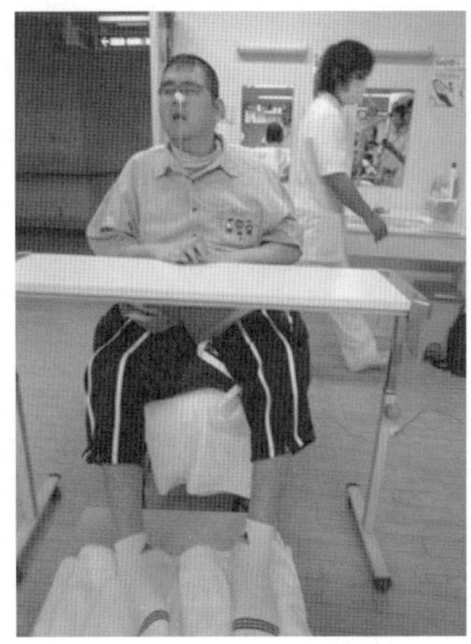

病期は終末期にあたり、介護保険ではおおむね要介護5、このまま現状の医療行為を続けても改善の余地がなく、重い感染症などを患えば死を迎えることを物語っています。またマトリクスの「坐位指標バー」では、「坐位不能期（シーティング必須期）」であることに注目していただきたいのです。

A さんは、頸が据わらず、両股関節の屈曲制限（十分曲がらない）と両膝の伸展制限（十分伸びない）があるため坐位保持が困難であり、多人数で患者さんをスライド移乗する必要があるなどから、上記の通り移動にはフルリクライニング車椅子を使っていました。

しかし、フルリクライニング車椅子は坐位能力がない患者さんには禁忌です。リフトを使って座位保持装置もしくはティルト・リクライニング車椅子（136ページ参照）を使用するレベルです。

A さんには、身体障害者手帳で座位保持装置付きの車椅子を製作することになりました。骨盤や麻痺側の体幹を支えることで坐位バランスが整うように、製作スタッフと共同してシミュレーター（患者さんに装置の上に坐っていただいて、坐りを試しながら最適な坐位の型をとる）を使って、座位保持装置を作りました（図表3-6）。

シミュレーターで坐位をとり、適切な「坐り」の感覚を体験した翌日、すでにそれだけで喜怒哀楽がはっきり表情に表われるようになりました。さらに脳出血の後遺症によって、知的レベルの著しい低下があると考えられていましたが、「迷路課題」を解くことができました。言葉は話すことはできませんが、われわれに右手で挨拶を返してくれました。感動の瞬間でした。

図表 3-7　ビフォー･アフターを図化して客観的に測定する

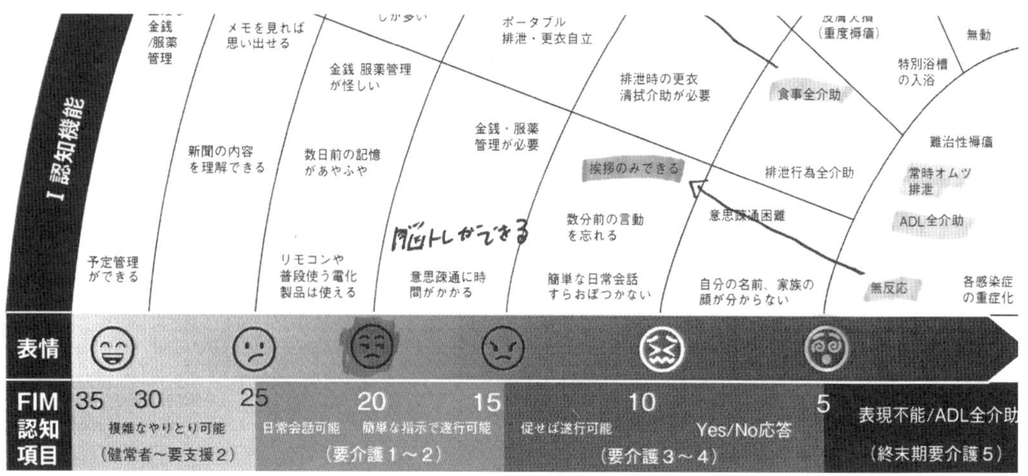

図表 3-8　運動機能面の著しい改善が「見える化」される

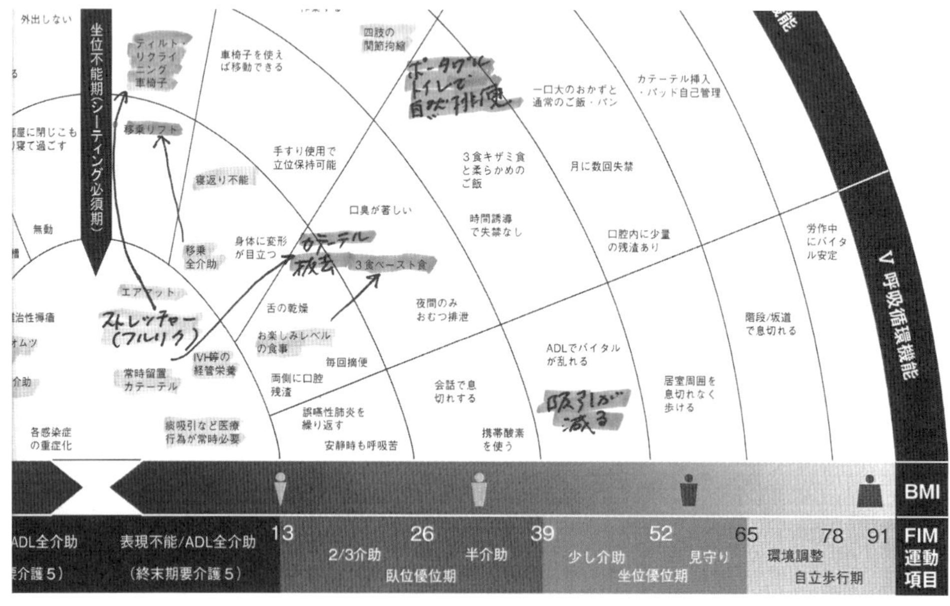

見える化で、連携にはずみを

Ａさんは、さらに驚くべき変化をみせます。

シーティング後、日を経ずしてベッドに寝た状態から３ｍ離れた父親に向かって右手でボールを投げることができたのです。さらに機能訓練でも端座位を保持し右手で細かい物をつまむなど右手の上肢機能・巧緻性が改善されました。

嚥下や排痰など呼吸･摂食機能の改善もあり、右手でスプーンを持ち、ペースト食を安全に経口摂食できるようになりました。入院中は伸びきった下肢によって車椅子で移動することを困難にしていましたが、座位保持装置を得たことで下肢の関節拘縮（こうしゅく）が改善し、安全に段差解消機を使って屋内外の出入りができ、介護タクシーで通院することもできるようになりました。

屋内でも介助者がリフトを使うことで、ベッド・車椅子・ポータブルトイレの移乗が楽に行えるようになり、坐って過ごす時間が増えました。常時留置されていた尿カテーテルは抜去され、日中は尿パットに排尿し、ポータブルトイレを使って自然排便ができるようになったことで、体調が安定しました。

終末期と判断された事例も、シーティングによって不適切にあてがわれていた椅子を見直すことで、ご本人の潜在能力が引き出されることがあります。A さんの事例は奇跡ではなく、科学的に推論できるプロセスです。SC マトリクスは、状況把握をして、プロセスを「見える化」する道具になります。

現在の医療は一人の患者さんに多職種が関わっていますが、それぞれが専門とする分野を担当するのみで、患者さんの全体像をみることがほとんどありません。すると患者さんに潜在する能力が見落とされ、必要のない処置や服薬がされている可能性があります。

SC マトリクスに看護・介護記録やリハビリテーション評価結果をマークすることで、事例の現状を俯瞰（ふかん）して把握することができるだけではなく、そもそも患者さんにそなわっていた能力が目に見えるものとなります。

A さんは、状態・症状がシーティングによって大きく改善され、今までみえなかったストロングポイント（強味）がマトリックスによって「見える化」されました。

ある一部の機能が問題を起こすことでほかの機能に支障を起こすということは、逆に、ある機能が改善されることで、別機能も次々に改善されることを意味します。それぞれの機能は、関係しあって総合的に改善されたり、落ち込みます。そのことはＳＣマトリクス上で検証することができます。

しかし、ただ把握するだけではなく、それによって、それぞれの専門職が何を行うべきかを理解し、連携することで、より「科学的」な結論が導き出されると思います。

患者さん、利用者さんのストロングポイントを活かして計画したチーム医療を展開することで潜在能力や自主性を引き出すことができます。（串田）

3．事例紹介

事例１　意思力・判断力なしと診断されていた事例 (串田)

○対応前の全体像

B さんは 30 代半ばの男性で、当時の筆者の職場である湖山リハビリテーション病院（旧湖山病院）の医療療養病棟に入院されました。病気の発症前は、小学生２人の息子、妻、母親の５人で暮らしていました。

図表　事例１　Ｂさん

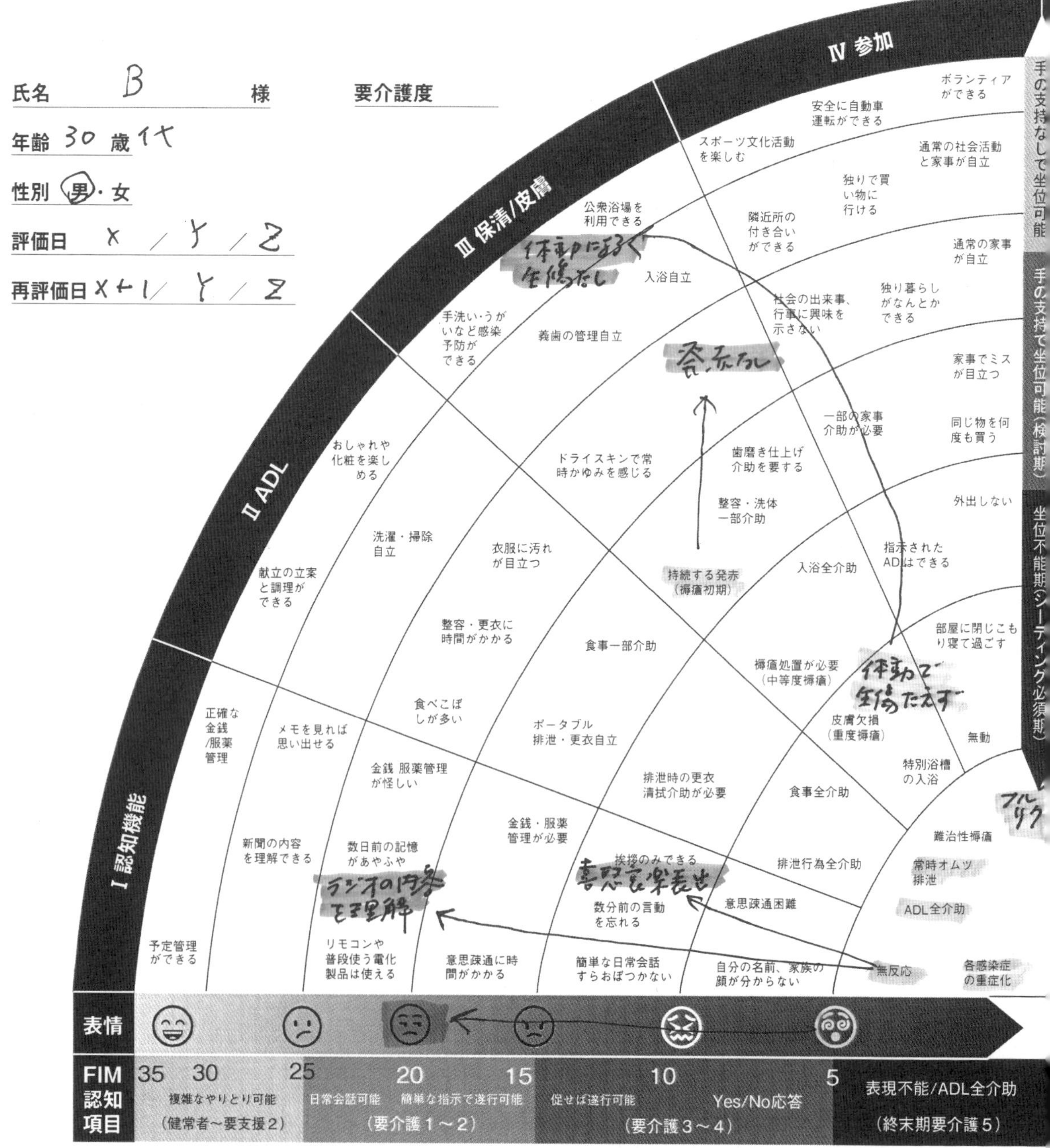
シーティング連携マトリクス　Ver.2021
氏名　B　様
要介護度
年齢　30　歳代
性別　男・女
評価日　X ／ Y ／ Z
再評価日　X+1 ／ Y ／ Z
Ⅰ 認知機能
Ⅱ ADL
Ⅲ 保清/皮膚
Ⅳ 参加
手の支持なしで坐位可能
手の支持で坐位可能（検討期）
坐位不能期（シーティング必須期）
ボランティアができる
安全に自動車運転ができる
スポーツ文化活動を楽しむ
通常の社会活動と家事が自立
独りで買い物に行ける
隣近所の付き合いができる
公衆浴場を利用できる
体動による全傷なし
入浴自立
通常の家事が自立
独り暮らしがなんとかできる
社会の出来事、行事に興味を示さない
手洗い・うがいなど感染予防ができる
義歯の管理自立
褥瘡なし
家事でミスが目立つ
一部の家事介助が必要
同じ物を何度も買う
おしゃれや化粧を楽しめる
ドライスキンで常時かゆみを感じる
歯磨き仕上げ介助を要する
整容・洗体一部介助
外出しない
洗濯・掃除自立
衣服に汚れが目立つ
持続する発赤（褥瘡初期）
入浴全介助
指示されたADLはできる
献立の立案と調理ができる
整容・更衣に時間がかかる
食事一部介助
部屋に閉じこもり寝て過ごす
褥瘡処置が必要（中等度褥瘡）
体動で全傷たえず
正確な金銭/服薬管理
メモを見れば思い出せる
食べこぼしが多い
ポータブル排泄・更衣自立
皮膚欠損（重度褥瘡）
無動
金銭 服薬管理が怪しい
排泄時の更衣清拭介助が必要
食事全介助
特別浴槽の入浴
フルリク
新聞の内容を理解できる
数日前の記憶があやふや
金銭・服薬管理が必要
挨拶のみできる
喜怒哀楽表出
排泄行為全介助
難治性褥瘡
常時オムツ排泄
ラジオの内容を理解
数分前の言動を忘れる
意思疎通困難
ADL全介助
予定管理ができる
リモコンや普段使う電化製品は使える
意思疎通に時間がかかる
簡単な日常会話すらおぼつかない
自分の名前、家族の顔が分からない
無反応
各感染症の重症化
表情
FIM認知項目
35　30　25　20　15　10　5
複雑なやりとり可能（健常者～要支援2）
日常会話可能　簡単な指示で遂行可能（要介護1～2）
促せば遂行可能　Yes/No応答（要介護3～4）
表現不能/ADL全介助（終末期要介護5）

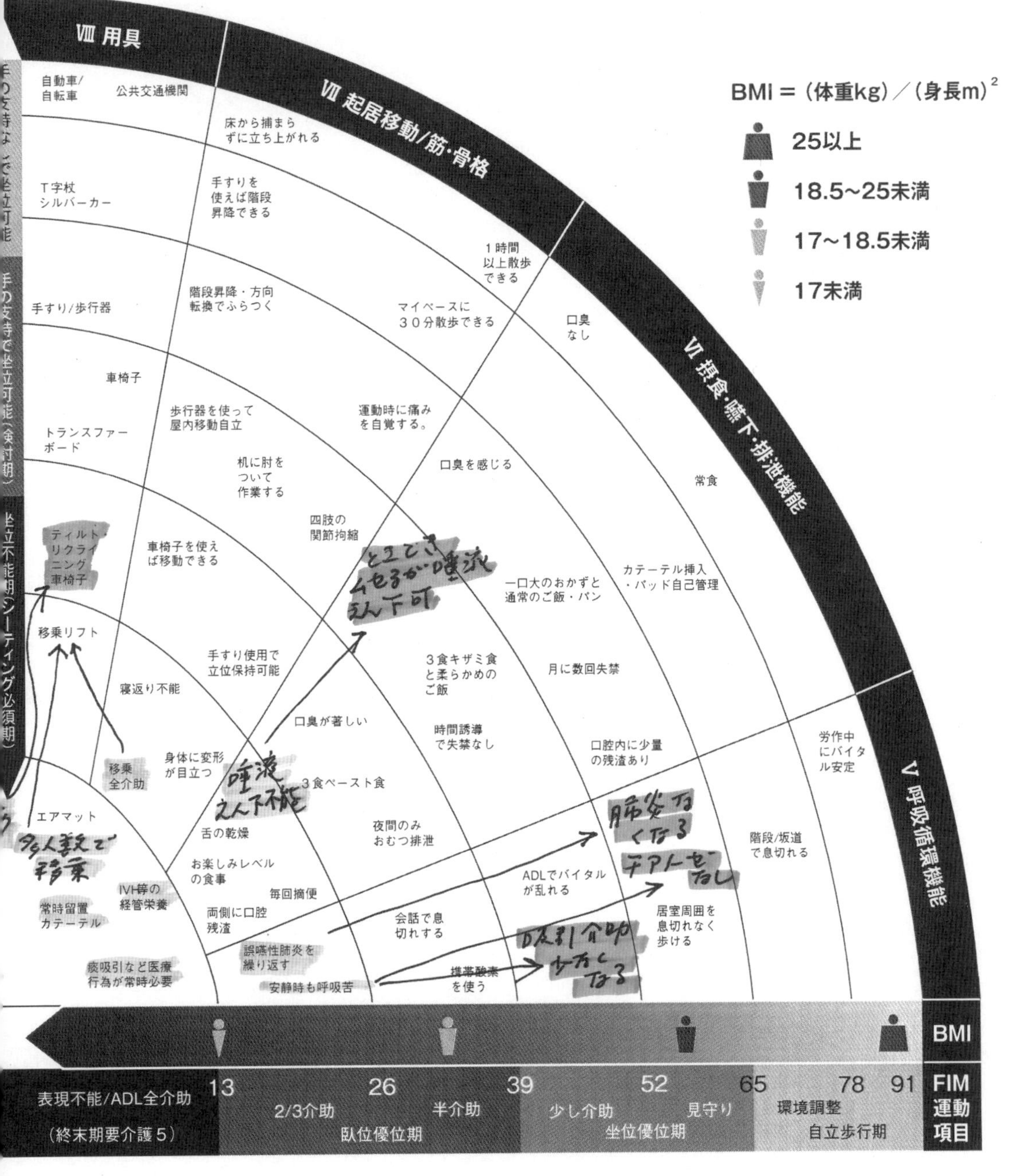

Ⅷ 用具
Ⅶ 起居移動/筋・骨格
Ⅵ 摂食・嚥下・排泄機能
Ⅴ 呼吸循環機能
BMI =（体重kg）／（身長m）²
25以上
18.5~25未満
17~18.5未満
17未満
自動車/自転車
公共交通機関
床から捕まらずに立ち上がれる
T字杖
シルバーカー
手すりを使えば階段昇降できる
1時間以上散歩できる
手すり/歩行器
階段昇降・方向転換でふらつく
マイペースに30分散歩できる
口臭なし
車椅子
歩行器を使って屋内移動自立
運動時に痛みを自覚する。
トランスファーボード
机に肘をついて作業する
口臭を感じる
常食
四肢の関節拘縮
ティルト・リクライニング車椅子
車椅子を使えば移動できる
ときどきムセるが唾液えん下可
一口大のおかずと通常のご飯・パン
カテーテル挿入・パッド自己管理
移乗リフト
手すり使用で立位保持可能
3食キザミ食と柔らかめのご飯
月に数回失禁
寝返り不能
口臭が著しい
時間誘導で失禁なし
口腔内に少量の残渣あり
労作中にバイタル安定
移乗全介助
身体に変形が目立つ
唾液えん下不能
3食ペースト食
肺炎なくなる
エアマット
多人数で移乗
舌の乾燥
夜間のみおむつ排泄
階段/坂道で息切れる
お楽しみレベルの食事
チアノーゼなし
IVH等の経管栄養
毎回摘便
ADLでバイタルが乱れる
常時留置カテーテル
両側に口腔残渣
会話で息切れする
居室周囲を息切れなく歩ける
吸引介助少なくなる
喀痰吸引など医療行為が常時必要
誤嚥性肺炎を繰り返す
安静時も呼吸苦
携帯酸素を使う
BMI
表現不能/ADL全介助
（終末期要介護5）
13
26
39
52
65
78
91
2/3介助
半介助
臥位優位期
少し介助
見守り
坐位優位期
環境調整
自立歩行期
FIM運動項目
手の支持なしで坐位可能
手の支持で坐位可能（検討期）
坐位不能期（シーティング必須期）

その後２回の脳梗塞を患い、重度の両麻痺（不完全麻痺）で、入院後もリハビリが進まず、寝たきりの状態になり、医療療養病棟に転院しました。

医師の診断は、「Ｂさんにはコミュニケーション能力がなく、目は開いているが、入力される像を理解していない」というものでした。

唾液誤嚥によるむせ込みが激しく、不全麻痺した長い手足がベッドのサイドレールや備品の戸棚に衝突して生傷が絶えないため、車椅子乗車も危険と判断され、終日、ベッドに寝かされていました（図表3-9）。ときには痙性（けいせい）*で屈曲した麻痺手が、喉元に開いた気管切開部の入り口を塞いで、チアノーゼ*が出た状態で発見されることもありました。

図表 3-9　車椅子乗車が危険なため終日ベッドのガードレール内に臥床

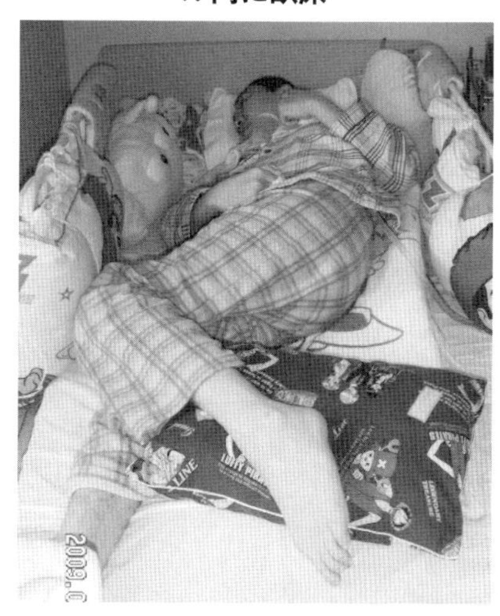

介護士による体位変換（仰向け、両側向きの３体位）を２時間置きに繰り返しましたが、マットと接触している皮膚は、痙性により強く押しつけられるため発赤し、褥瘡リスクが高い状態でした。話しかけても、目を合わせることはできず、意志を失った眼球は端から端をスクロールするように移動し、瞬（まばた）きもしませんでした。誤嚥性肺炎や尿路感染症の治療のため、抗生物質が繰り返し投与され、尿バッグは紫色の尿や白い浮遊物、ときには血尿らしい赤色が混じるなど、体内の状態が良くないことは一目瞭然でした。

Ｂさんは、シーティング前に数回フルリクライニング車椅子（136ページ参照）を試したようですが、ベッド上と同様にむせ込むので、抗重力位での機能訓練は行えず、ベッド上で関節可動域の訓練やストレッチを繰り返す程度でした。

＊痙性　脳やせき髄の損傷による麻痺に伴って、不随意に起こる筋腱反射。筋緊張の増加、筋収縮、腱反射、筋肉のけいれん、関節の固定など。

＊チアノーゼ　酸素欠乏で、粘膜、皮膚などが青紫色になる。

◯評価と対応方法

シーティングの３つのチェックポイントの確認、背座角（せざかく）*、大腿長（だいたいちょう）*、下腿長（かたいちょう）*などを測定しました。その後、もともと利用していたティルト・リクライニング車椅子の調整を行い、坐ってもらいました。

＊背坐角　臥位の状態で、背と脚がつくる角度の上限。ふつう、臥位では、背と脚がつくる角度は180度だが、臥位時間が長いと、太ももの下側の筋肉（ハムストリングス）が萎縮して短くなり、下腿（かたい）が腰側にひっぱられて膝が上がり、背と脚がつくる角度は180度より小さくなる。あえて180度にしようとすると、腰が浮いてしまう。この状態を股関節屈曲制限という。

＊大腿長　坐骨からひざの皿までの長さ。

＊下腿長　ひざの皿からかかとまでの長さ。椅子に坐った状態で踵（かかと）から膝の内側までの高さ（長さ）。

図表 3-10　シーティング前

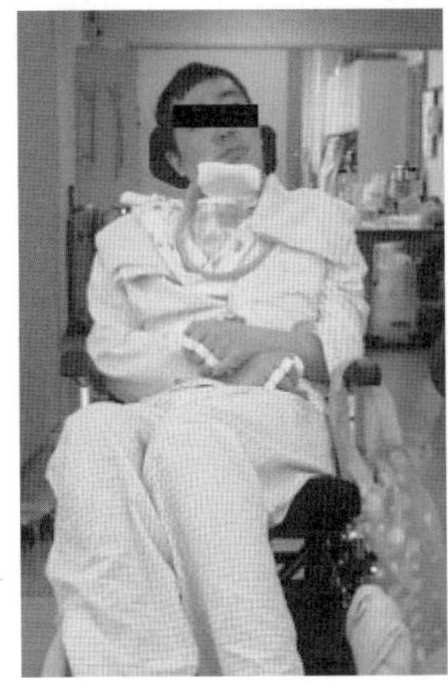

図表 3-11　シーティング後

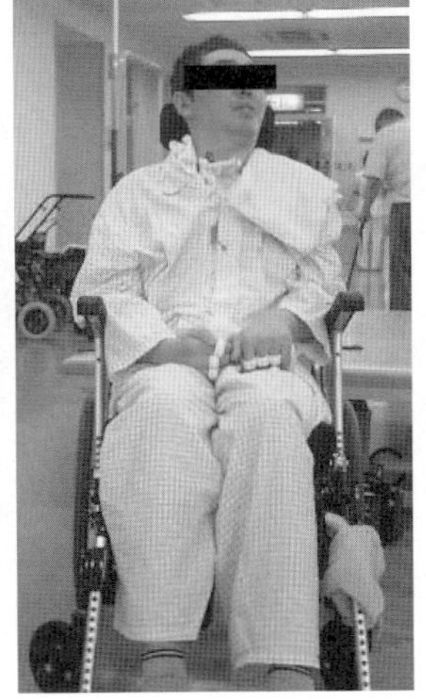

図表 3-12　表情がだんだん豊かになった

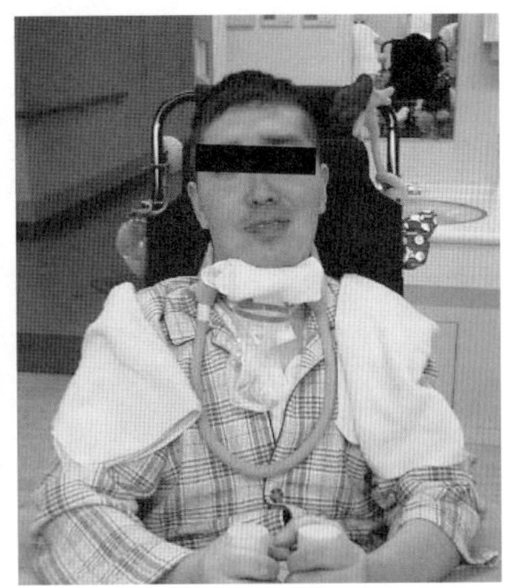

○結果

シーティング後のＢさんは頸が据わるようになりました。すると口腔内に貯まった唾液を上手に嚥下できるようになり、むせがなくなりました。そのため車椅子に静かに坐ることができるようになり、母親と１時間以上テレビを見ることができました（図表 3-10 シーティング前の乗車姿勢、図表 3-11 は同一の車椅子を使ってのシーティング後）。その後、Ｂさんは、リフトを使って車椅子に乗車し、週２回は関節可動域訓練やボール叩きを行うようになりました。

シーティングから半年程経つと、医師からは「意志判断はできない」と診断されていたＢさんは、母親の指示に従って嚥下ができるようになりました。その後、Ｂさんはベッドで寝ていても、自然に唾液嚥下ができ、ベッド上でリラックスして過ごせるようになりました。四肢の関節拘縮が改善し、おむつ交換時の陰部洗浄・更衣などの介護が容易になりました。

１年後、車椅子上で２時間坐れるまで改善し、乗車中は目を開いて、通り過ぎる人物を追視し表情も豊かになりました（図表 3-12）。Ｂさんの尿バックはきれいな黄金色になり、発熱の回数や吸引回数も減り、異常なく病棟生活を送れるようになりました。

１年半後、人の話やラジオのＣＭに笑うなど喜怒哀楽の表情が観察できるようになり、週末は２人の息子に車椅子を押してもらいながら院内を散策できるようになりました。そんなときのＢさんの表情は、とてもすがすがしいものでした。

Ｂさんは脳梗塞を発症してから屋外に一度も出たことがありませんでしたが、２年後の夏、病院の夏祭りに家族みんなで参加し、にぎやかな雰囲気を楽しむこともできました。家族との触れあいは、本人のみならず子どもにも良い影響を与えたと思います。

図表 3-13　体幹が右に大きく側屈

Ｃさん、61 歳、女性
痙性片麻痺
施設入所中
加齢に伴い姿勢が悪化し、椅子坐位や車椅子坐位では体幹が右に大きく側屈した。このため食事摂取は自力では困難で長期にわたり介助を受けていた

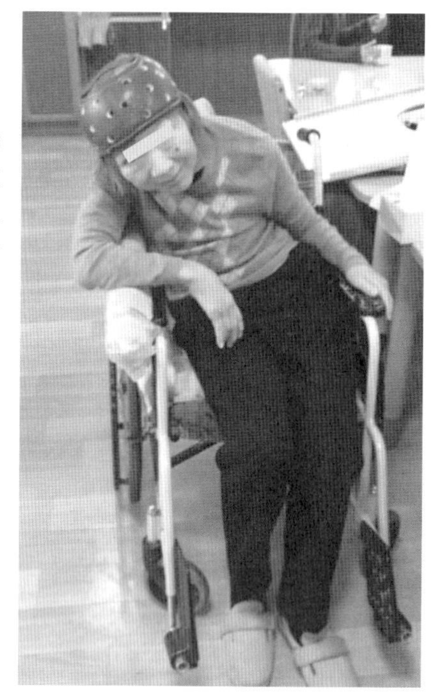

この体験は、それまでベッド上での介護があたり前と思っていた病棟スタッフの意識を変え、患者さんを週１回、離床させて集団レクリエーションを行う活動に発展しました。

事例２　坐位の安定で、側屈が大幅緩和、食事が自立（稲川）

○対応前の全体像

Ｃさん、63 歳、女性。痙性片麻痺。施設に入所。加齢に伴い、姿勢が徐々に悪化。車椅子の乗車時に体幹が右に大きく側屈してしまいます（図 3-13）。

身体の緊張が強い時は、側屈が強くなり、たびたび車椅子ごと右側に転倒。姿勢の保持が困難なため、食事が自立せず、施設に入所して以来、食事はすべて介助が必要でした。施設側から、車椅子の転倒を予防する方法はないか、と相談を受けました。

○シーティング評価

光野さんとわれわれのスタッフが協働でシーティングを行いました。

体幹が右に傾く要因としては、体幹や下肢の筋緊張に左右差があり、体幹が左右とくに右側に振れやすくなります。体幹が右に振れると骨盤も右に傾き、それに伴い右下肢が内転して（右ひざを左側に移動させる）、結果、弾（はず）みをつけるようにして体幹の重心が右にシフトする、という状態が観察できました。

○対応方法

Ｃさんの姿勢を矯正するには、まずは、体幹と骨盤がぶれないことが必要です。体幹と骨盤を維持するため、ティルトタイプの車椅子を用い、大きめのヘッドレスト（ヘッドサポート）、体幹支持の両側パッド、胸部固定用ベルトを装着しました。

図表 3-14　坐位保持装置を装着した車椅子

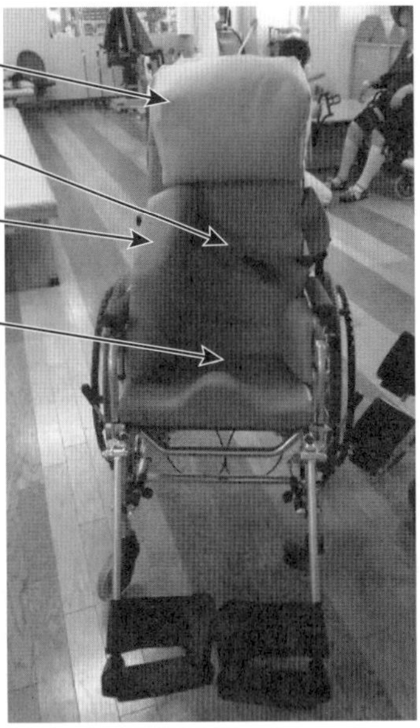

ヘッドサポート
胸部固定用ベルト
外側パッド
内転防止用パッド

車椅子に乗せた坐位保持装置。姿勢の保持を目的に、モジュールタイプの車椅子を使い、工業デザイナーの光野さんと施設スタッフが協働して姿勢保持機能を備えた車椅子を作成した

図表 3-15　体幹の側屈が改善

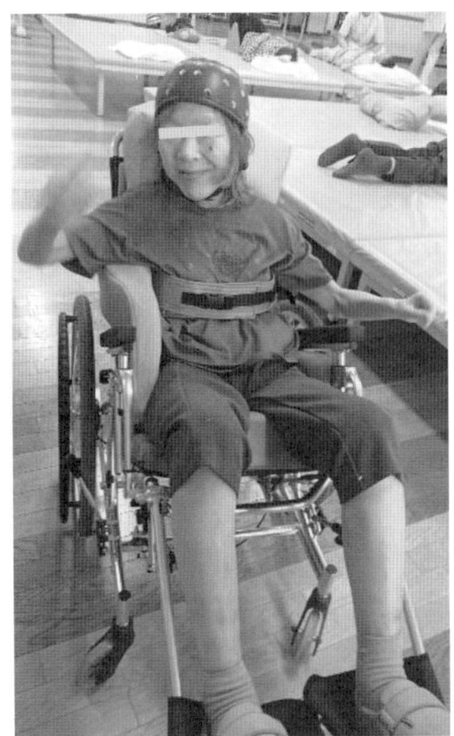

姿勢保持装置により強い体幹の緊張は緩和し、体幹の側屈は改善。骨盤が良好な肢位（しい）に保持されることにより両上肢の動きもよくなった

図表 3-16　カットアウトテーブルをつけることで食事が自立

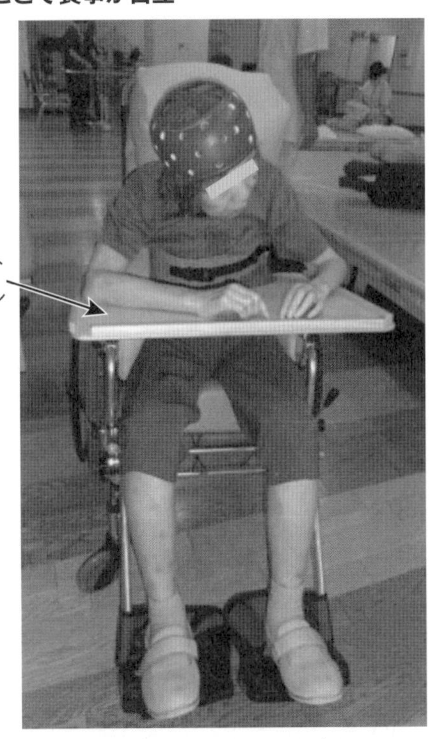

カットアウトテーブルを装着することで自力の食事摂取が可能になった。Cさんの変化を目の当たりにして、施設の介護者は姿勢の重要さを認識した

図表　事例２　Cさん

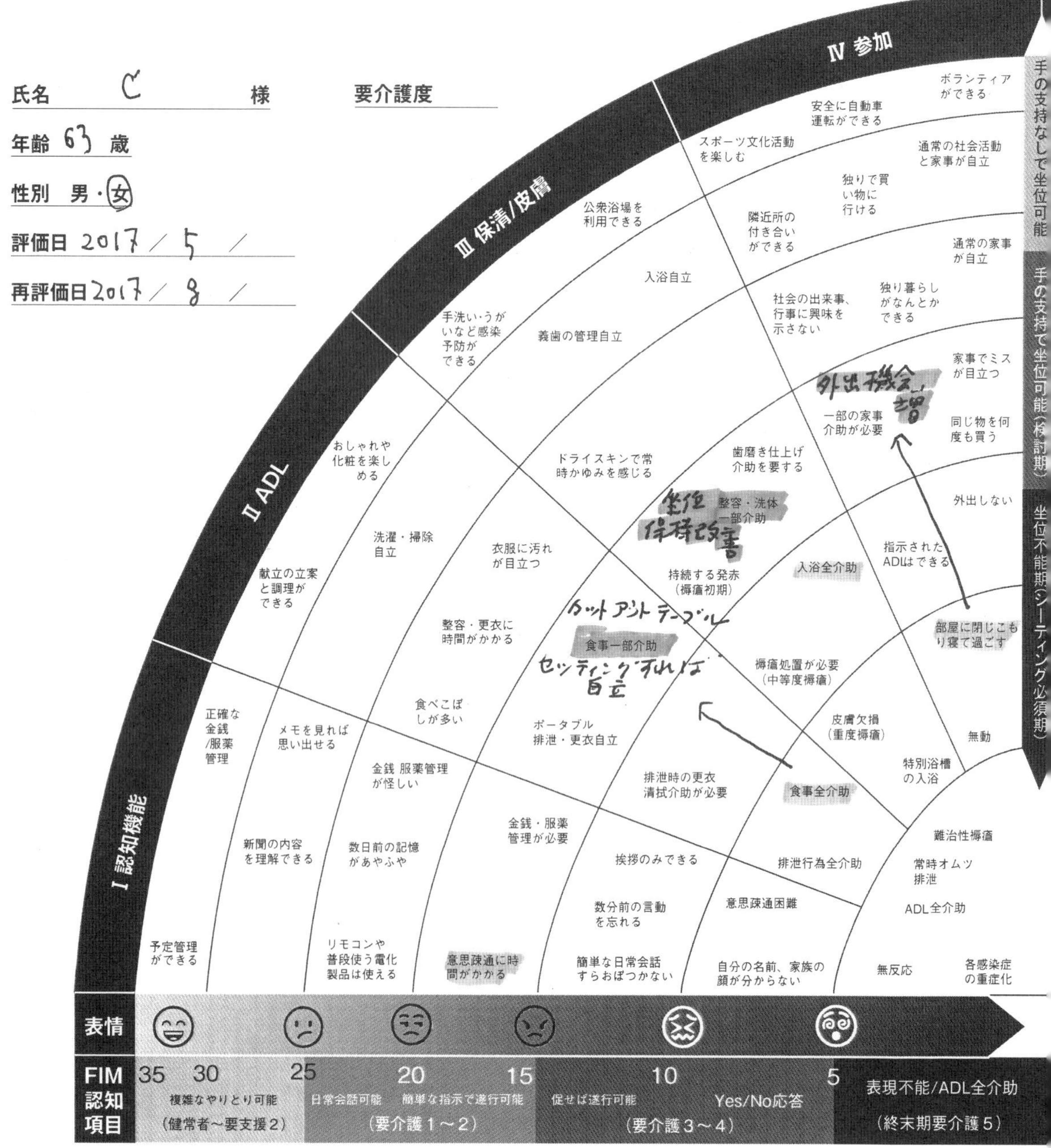

シーティング連携マトリクス　Ver.2021
氏名　C　様
要介護度
年齢 63 歳
性別　男・女
評価日 2017／5／
再評価日 2017／8／
Ⅰ 認知機能
Ⅱ ADL
Ⅲ 保清/皮膚
Ⅳ 参加
手の支持なしで坐位可能
手の支持で坐位可能(検討期)
坐位不能期(シーティング必須期)
ボランティアができる
安全に自動車運転ができる
通常の社会活動と家事が自立
スポーツ文化活動を楽しむ
独りで買い物に行ける
公衆浴場を利用できる
隣近所の付き合いができる
通常の家事が自立
入浴自立
社会の出来事、行事に興味を示さない
独り暮らしがなんとかできる
手洗い・うがいなど感染予防ができる
義歯の管理自立
家事でミスが目立つ
外出機会↑
一部の家事介助が必要
同じ物を何度も買う
おしゃれや化粧を楽しめる
ドライスキンで常時かゆみを感じる
歯磨き仕上げ介助を要する
坐位保持改善
整容・洗体一部介助
外出しない
洗濯・掃除自立
衣服に汚れが目立つ
指示されたADLはできる
献立の立案と調理ができる
持続する発赤(褥瘡初期)
入浴全介助
カットアウトテーブル
整容・更衣に時間がかかる
食事一部介助
部屋に閉じこもり寝て過ごす
セッティングすれば自立
褥瘡処置が必要(中等度褥瘡)
正確な金銭/服薬管理
メモを見れば思い出せる
食べこぼしが多い
ポータブル排泄・更衣自立
皮膚欠損(重度褥瘡)
無動
金銭 服薬管理が怪しい
排泄時の更衣清拭介助が必要
食事全介助
特別浴槽の入浴
新聞の内容を理解できる
数日前の記憶があやふや
金銭・服薬管理が必要
挨拶のみできる
排泄行為全介助
難治性褥瘡
常時オムツ排泄
数分前の言動を忘れる
意思疎通困難
ADL全介助
予定管理ができる
リモコンや普段使う電化製品は使える
意思疎通に時間がかかる
簡単な日常会話すらおぼつかない
自分の名前、家族の顔が分からない
無反応
各感染症の重症化
表情
FIM 認知項目
35 30 25 20 15 10 5
複雑なやりとり可能
(健常者～要支援2)
日常会話可能　簡単な指示で遂行可能
(要介護1～2)
促せば遂行可能　Yes/No応答
(要介護3～4)
表現不能/ADL全介助
(終末期要介護5)

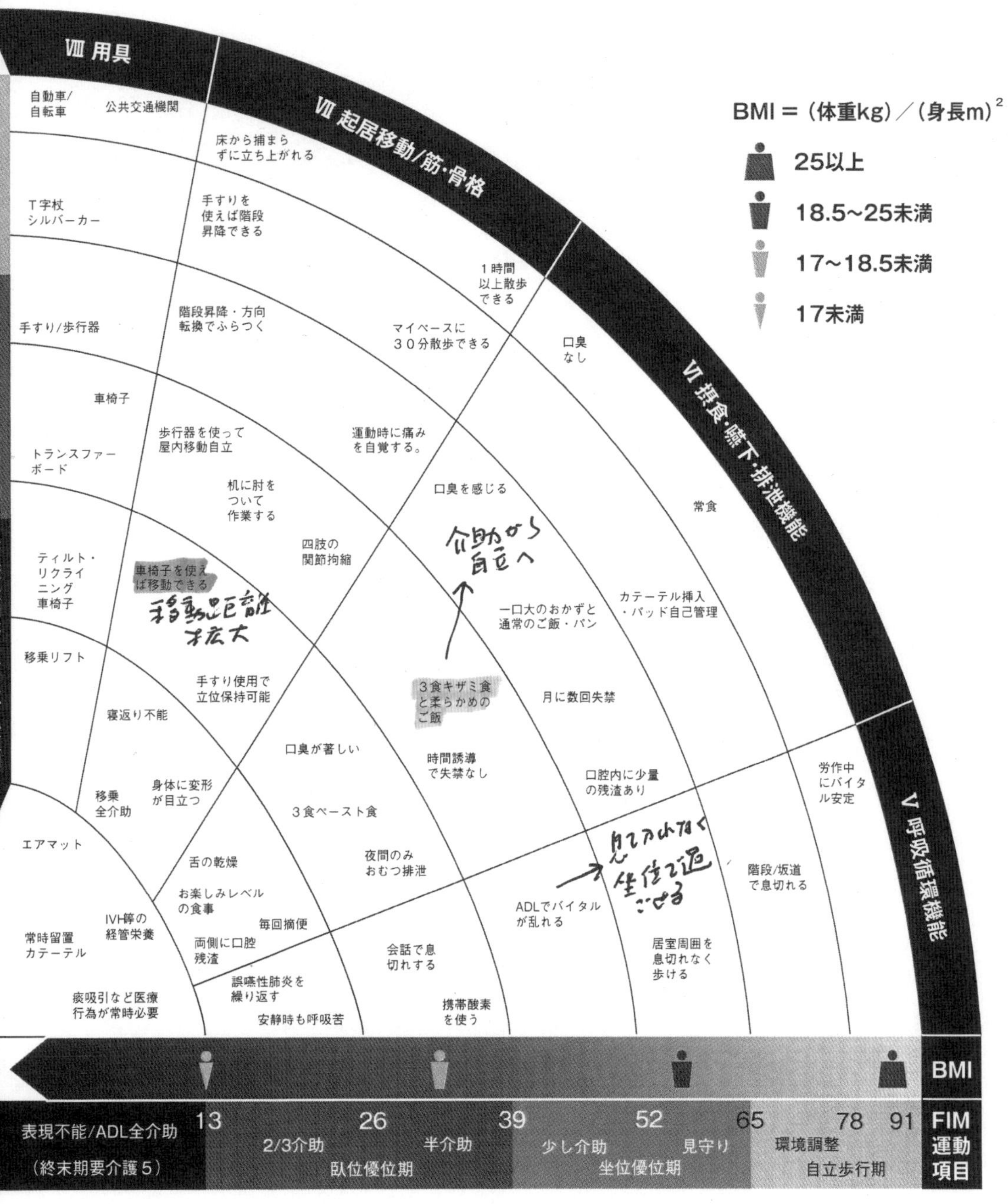

BMI＝（体重kg）／（身長m）²
25以上
18.5~25未満
17~18.5未満
17未満
Ⅷ 用具
Ⅶ 起居移動/筋・骨格
Ⅵ 摂食・嚥下・排泄機能
Ⅴ 呼吸循環機能
自動車/自転車
公共交通機関
床から捕まらずに立ち上がれる
T字杖 シルバーカー
手すりを使えば階段昇降できる
1時間以上散歩できる
手すり/歩行器
階段昇降・方向転換でふらつく
マイペースに30分散歩できる
口臭なし
車椅子
歩行器を使って屋内移動自立
運動時に痛みを自覚する。
トランスファーボード
机に肘をついて作業する
口臭を感じる
常食
四肢の関節拘縮
ティルト・リクライニング車椅子
車椅子を使えば移動できる
一口大のおかずと通常のご飯・パン
カテーテル挿入・パッド自己管理
移乗リフト
手すり使用で立位保持可能
3食キザミ食と柔らかめのご飯
月に数回失禁
寝返り不能
口臭が著しい
時間誘導で失禁なし
口腔内に少量の残渣あり
労作中にバイタル安定
移乗全介助
身体に変形が目立つ
3食ペースト食
エアマット
舌の乾燥
夜間のみおむつ排泄
階段/坂道で息切れる
お楽しみレベルの食事
ADLでバイタルが乱れる
IVH瘻の経管栄養
毎回摘便
常時留置カテーテル
両側に口腔残渣
会話で息切れする
居室周囲を息切れなく歩ける
誤嚥性肺炎を繰り返す
痰吸引など医療行為が常時必要
安静時も呼吸苦
携帯酸素を使う
BMI
表現不能/ADL全介助（終末期要介護5）
13
26
39
52
65
78
91
2/3介助
半介助
臥位優位期
少し介助
見守り
坐位優位期
環境調整
自立歩行期
FIM運動項目

右下肢の内転を防ぐために、股関節の内転防止用のパットなどの座位保持機能を備えたモールドタイプのクッションを作成し、車椅子に搭載しました（図 3-14）。

○**結果**

座位保持装置によって、C さんの強い体幹の筋緊張が矯正･緩和され、良好な坐位をとることができるようになり、その結果、体幹の右側への側屈が軽減されました（図表 3-15）。

姿勢保持装置で脊柱と骨盤が良好な肢位に保持されたことで、両上肢の動きもよくなってきました。さらにカットアウトテーブルを装着したところ、坐位はより安定し、C さんは 10 数年ぶりに自分で食事が摂れるようになりました（図表 3-16）。

図表 3-18　姿勢不良で四肢の筋緊張は常に亢進

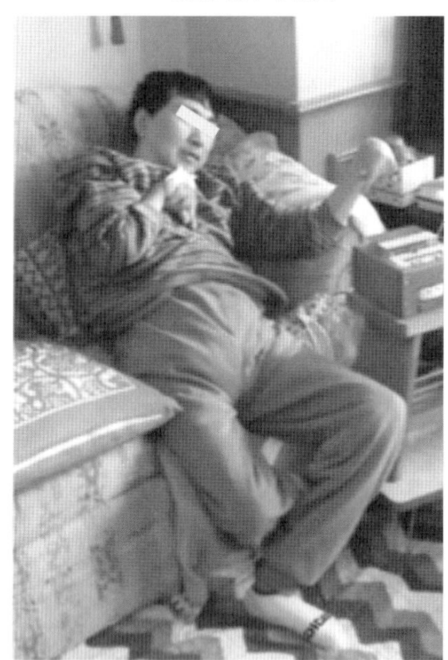

Dさん　63 歳、男性
痙性四肢麻痺
介護支援を得ながら自宅療養中。
日中、居間のソファに座って過ごすが、姿勢が不良で、四肢の筋緊張は常に亢進（こうしん）し、両膝および右上肢の屈曲拘縮が顕著であった。
また、嚥下障害があり食事はソファの上で嚥下食を全介助で行った

事例３　座位保持装置で生活が広がる（稲川）

○**対応前の全体像**

D さん､63 歳､男性。脳性麻痺（痙性（けいせい）四肢麻痺）。在宅介護を導入し、在宅療養中の方です。

非常に重度の脳性小児麻痺で ADL のすべてに介助が必要でした。会話ができないため、日中、一人で居間のソファに坐り、テレビを見て過ごしていました。ソファでの坐位姿勢が不良なために、下肢の筋緊張が強くなり、両膝の屈曲拘縮が進んでいました（図表 3-18）。

嚥下障害のため、食事は、ソファで嚥下食を全介助で行っていました。姿勢の不良で食事時のむせがひどく、ときにはむせて嘔吐することもあったようです。

○**シーティング評価**

われわれのスタッフと光野さんとでシーティングを行いました。

ソファで過ごす時の D さんは体幹が伸展し、反り返ったような姿勢です。股関節が伸展した状態になるので、ソファからずり落ちたような恰好でした。そして、両膝を強く屈曲してソファの座面の下に足をひっかけるようにし、その反動で頭を持ち上げてテレ

ビを見る、という習慣がついていました。

両下肢には屈曲拘縮があり、両膝は私たちが伸ばしても 90 度くらいまでしか伸びませんでした。ソファで過ごすことで、常に両下肢や体幹の筋緊張が高まった状態となり、このままでは両膝の屈曲拘縮は増長し、体幹の筋緊張もさらに高まっていくことが予想されました。

そこで、介助して体幹を前傾させ、骨盤を立てるようにして坐らせたところ、全身の筋緊張は緩和され、両膝の強い屈曲も改善されることが確認できました。

○対応方法

全身の筋緊張が強いので、D さんに対しては、モールドタイプの座位保持装置（患者さんの身体の鋳型を取って作成する座位保持装置）をつくり、リクライニング機能を有する木製フレームの椅子に装着しました（図表 3-19）。

これによって過度な筋緊張が緩和されました。股関節は良好な肢位(しい)に保持され、両膝の強い屈曲位は改善されました。この状態でカットアウトテーブルを装着すると、より長い時間、坐位をとることができるようになりました。また、ソファの上で食事をするよりも嚥下しやすくなり、介助の負担も軽減しました（図表 3-20）。

姿勢の改善で食事の介助も楽になり、食事時のむせは激減しました。下顎(かがく)の筋緊張が減ったことで、口腔ケアがとても楽にできるようになりました。

D さんには、上記に加えて座位保持装置付きの車椅子も作成しました（図表 3-21）。良

図表 3-19　居間のソファの代わりにモールドタイプの座位保持装置を作成。

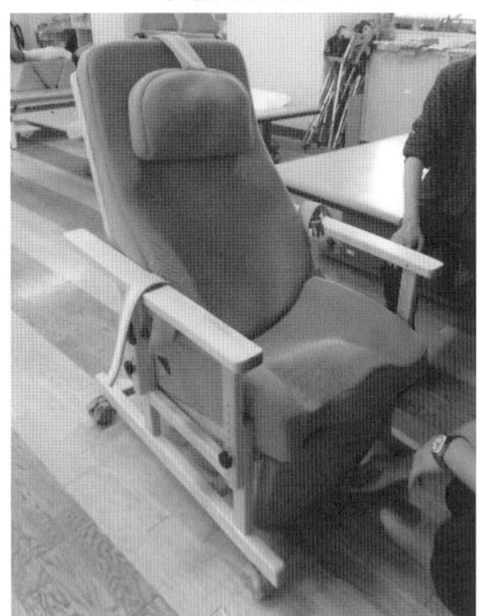

リクライニング機能を有する木製の椅子に座位保持装置を装着した

図表 3-20　坐位姿勢が改善され、過度な筋緊張が緩和

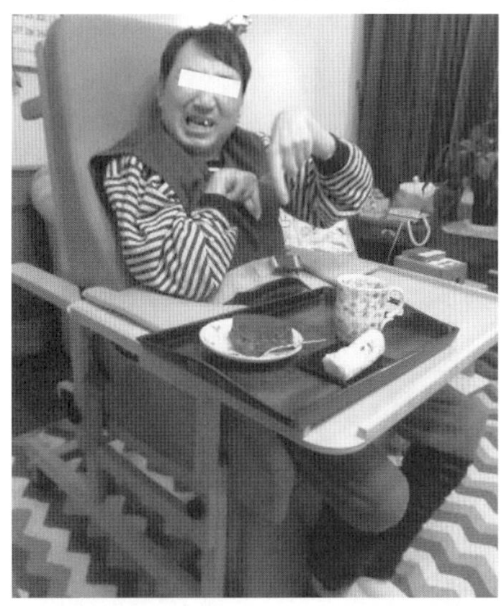

坐位姿勢が改善することで過度な筋緊張が緩和した。股関節は良好な肢位に保持され、両膝の屈曲位も改善。
この状態でカットアウトテーブルを装着することで、嚥下もしやすくなり、食事の介助量が軽減した

図表　事例３　Ｄさん

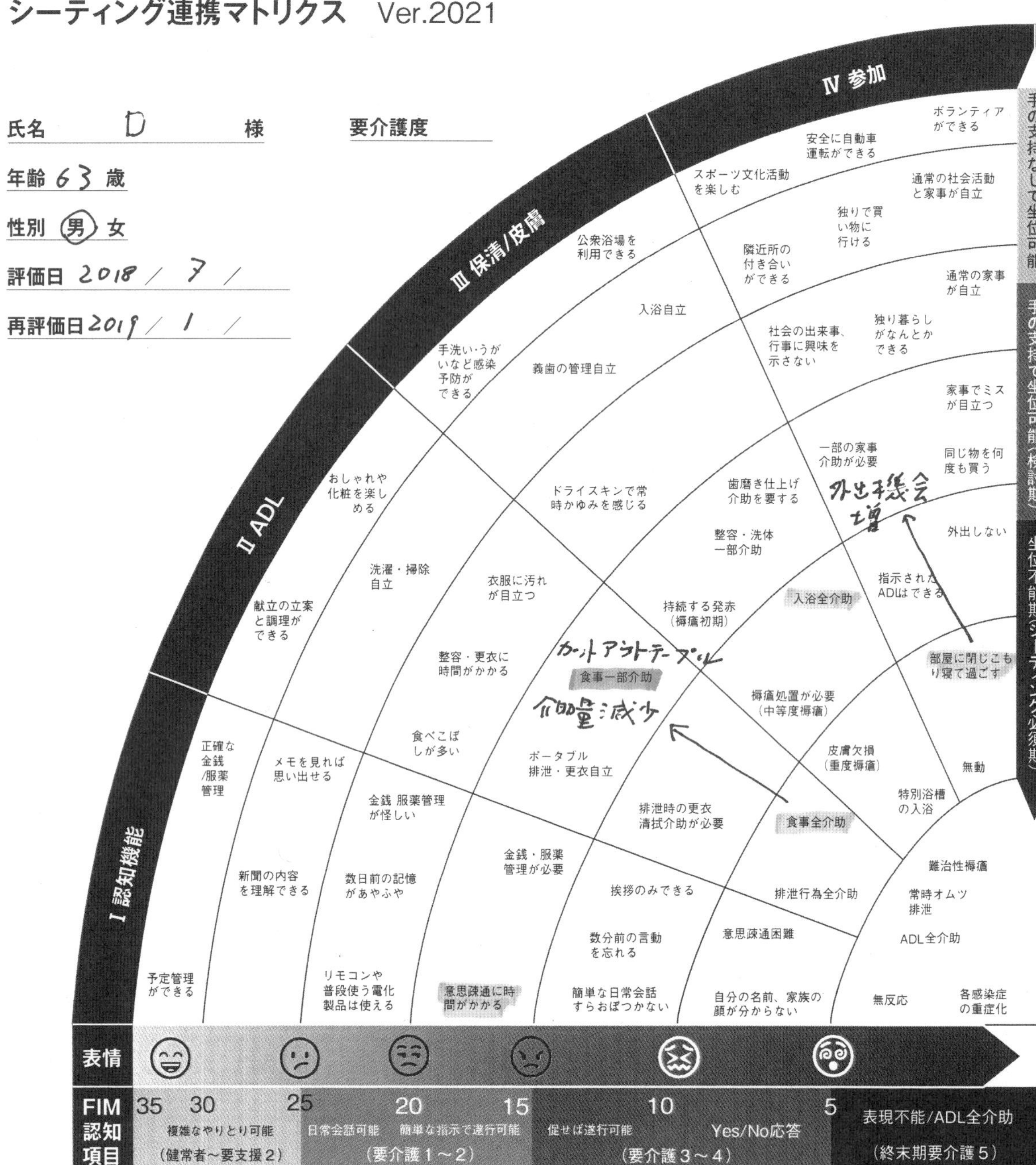

シーティング連携マトリクス　Ver.2021
氏名　D　様
要介護度
年齢 63 歳
性別 男 女
評価日 2018 / 7 /
再評価日 2019 / 1 /
Ⅰ 認知機能
Ⅱ ADL
Ⅲ 保清/皮膚
Ⅳ 参加
手の支持なしで坐位可能
手の支持で坐位可能（移行期）
坐位不能期（シーティング必須期）
ボランティアができる
安全に自動車運転ができる
スポーツ文化活動を楽しむ
通常の社会活動と家事が自立
独りで買い物に行ける
公衆浴場を利用できる
隣近所の付き合いができる
通常の家事が自立
入浴自立
社会の出来事、行事に興味を示さない
独り暮らしがなんとかできる
手洗い・うがいなど感染予防ができる
義歯の管理自立
家事でミスが目立つ
一部の家事介助が必要
同じ物を何度も買う
おしゃれや化粧を楽しめる
ドライスキンで常時かゆみを感じる
歯磨き仕上げ介助を要する
外出機会増
外出しない
整容・洗体一部介助
洗濯・掃除自立
衣服に汚れが目立つ
指示されたADLはできる
献立の立案と調理ができる
持続する発赤（褥瘡初期）
入浴全介助
カットアウトテーブル
食事一部介助
介助量減少
整容・更衣に時間がかかる
部屋に閉じこもり寝て過ごす
褥瘡処置が必要（中等度褥瘡）
正確な金銭/服薬管理
メモを見れば思い出せる
食べこぼしが多い
ポータブル排泄・更衣自立
皮膚欠損（重度褥瘡）
無動
金銭 服薬管理が怪しい
排泄時の更衣清拭介助が必要
食事全介助
特別浴槽の入浴
金銭・服薬管理が必要
難治性褥瘡
新聞の内容を理解できる
数日前の記憶があやふや
挨拶のみできる
排泄行為全介助
常時オムツ排泄
数分前の言動を忘れる
意思疎通困難
ADL全介助
予定管理ができる
リモコンや普段使う電化製品は使える
意思疎通に時間がかかる
簡単な日常会話すらおぼつかない
自分の名前、家族の顔が分からない
無反応
各感染症の重症化
表情
FIM 認知 項目
35 30 25 20 15 10 5
複雑なやりとり可能
（健常者～要支援２）
日常会話可能　簡単な指示で遂行可能
（要介護１～２）
促せば遂行可能　Yes/No応答
（要介護３～４）
表現不能/ADL全介助
（終末期要介護５）

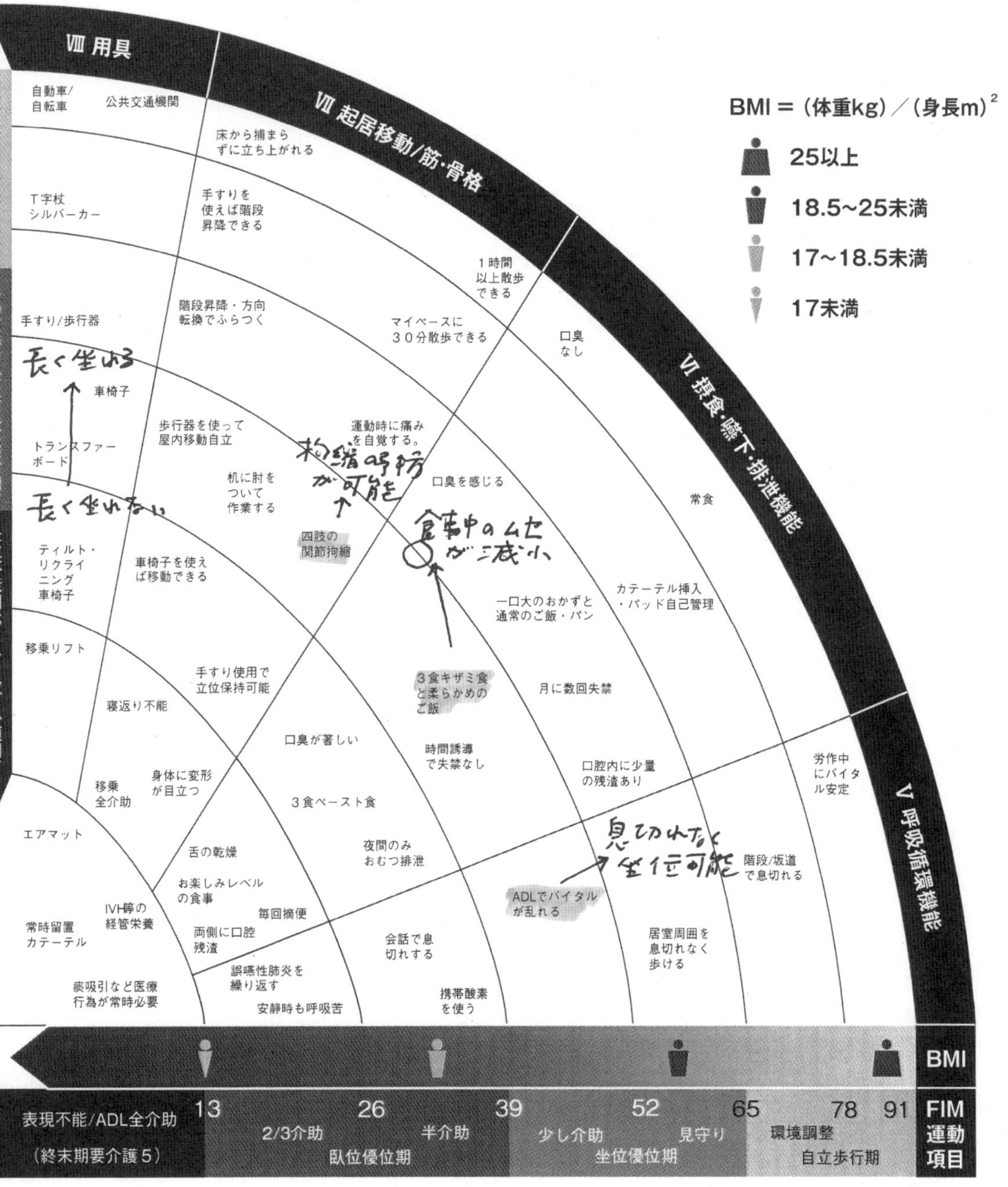

Ⅷ 用具
Ⅶ 起居移動/筋・骨格
Ⅵ 摂食・嚥下・排泄機能
Ⅴ 呼吸循環機能
BMI＝（体重kg）／（身長m）²
25以上
18.5~25未満
17~18.5未満
17未満
自動車/自転車
公共交通機関
床から捕まらずに立ち上がれる
T字杖 シルバーカー
手すりを使えば階段昇降できる
1時間以上散歩できる
手すり/歩行器
階段昇降・方向転換でふらつく
マイペースに30分散歩できる
口臭なし
長く坐れる
車椅子
歩行器を使って屋内移動自立
運動時に痛みを自覚する。
トランスファーボード
拘縮の予防が可能
机に肘をついて作業する
口臭を感じる
常食
長く坐れない
四肢の関節拘縮
食事中のムセが減少
ティルト・リクライニング車椅子
車椅子を使えば移動できる
一口大のおかずと通常のご飯・パン
カテーテル挿入・パッド自己管理
移乗リフト
手すり使用で立位保持可能
3食キザミ食と柔らかめのご飯
月に数回失禁
寝返り不能
口臭が著しい
時間誘導で失禁なし
口腔内に少量の残渣あり
労作中にバイタル安定
移乗全介助
身体に変形が目立つ
3食ペースト食
息切れなく坐位可能
エアマット
舌の乾燥
夜間のみおむつ排泄
階段/坂道で息切れる
お楽しみレベルの食事
ADLでバイタルが乱れる
IVH等の経管栄養
毎回摘便
常時留置カテーテル
両側に口腔残渣
会話で息切れする
居室周囲を息切れなく歩ける
誤嚥性肺炎を繰り返す
痰吸引など医療行為が常時必要
安静時も呼吸苦
携帯酸素を使う
BMI
表現不能/ADL全介助
（終末期要介護5）
13
26
39
52
65
78
91
2/3介助
半介助
少し介助
見守り
環境調整
臥位優位期
坐位優位期
自立歩行期
FIM運動項目

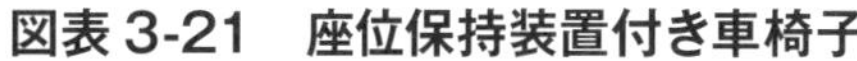

図表 3-21　座位保持装置付き車椅子

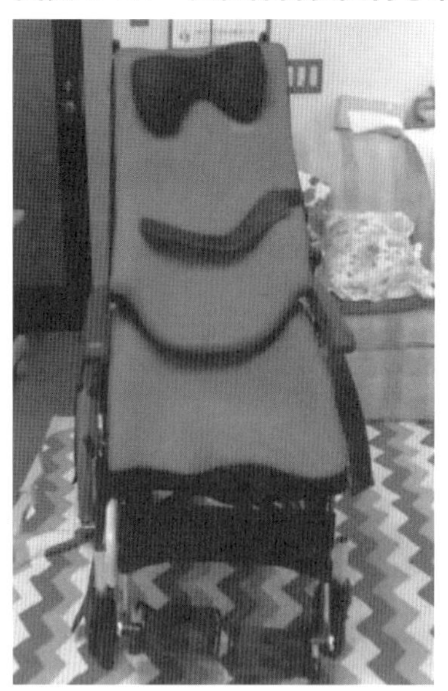

図表 3-22　外出の機会が増えた

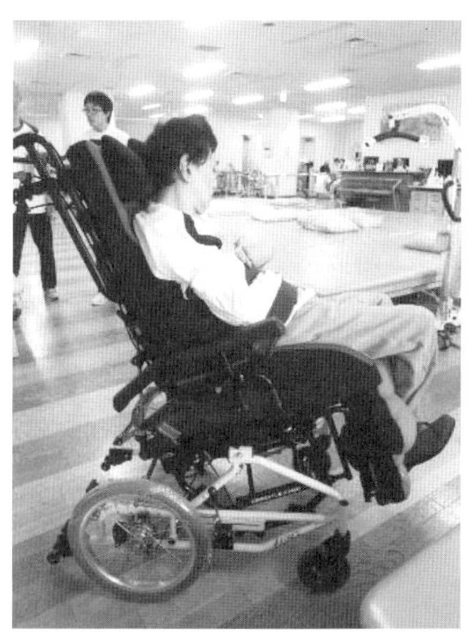

好な坐位姿勢の保持と同時に、車椅子のティルト・リクライニング機能により、車椅子乗車時の疲労は軽減し、外出の機会が増えました（図表 3-22）。

シーティングは生活支援の基盤─多職種協働の必要性

われわれが、C さん、D さんの２事例を通じて感じたことは、施設や在宅で長期にわたり介護を受けている人の中には、シーティングという観点から環境を整えることで、自立度を高めたり、介助量を軽減できる人が潜在的に多くいるのではないか、また、二次的な障害を予防し、苦痛を除くことができるにもかかわらず、気づかれないまま過ごされている人が多いのではないか、ということでした。

C さんは、姿勢を改善することで、転倒が予防でき、安全な生活が可能となりました。また両手の動きが良くなったことで食事が自力でとれるようになりました。

D さんは、全身の筋緊張が緩和し、関節の拘縮の予防や誤嚥の予防にもつながるようになりました。長時間車椅子に坐っていられるようになったことで外出の機会が増え、今まで自宅に閉じこもって生活していた D さんには大きな変化だったと思います。

また、車椅子で歯科に受診することが可能となり、今までまったく未治療であった歯科治療ができました。自宅では嚥下機能も改善し、口腔ケアも楽にできるようになり、誤嚥性肺炎の予防もしっかりできています（図 3-23）。

シーティングによって生活が大きく変わることがわかります。

患者さんの生活全体をとらえるなかで、できるアプローチのひとつとしてシーティングがあります。シーティングによって生活のどこがどのように変わったかを私たちは評価し

図表 3-23　シーティングで生活が変わる！

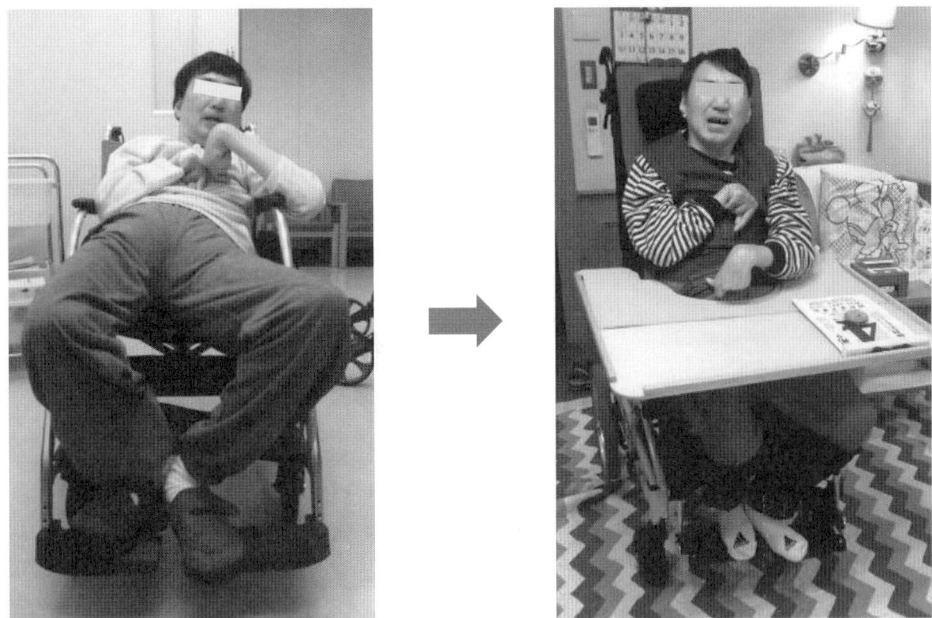

良好な坐位姿勢により、長時間の車椅子乗車が可能となり、外出や旅行などの機会が増えた。歯科の治療にも通えるようになり、口腔内の環境は大きく改善。食事中のむせも少なくなった

ますが、患者さんの全体を捉えていると、思わぬところでシーティングの効果が波及していることに気づきます。

シーティングの実践にあたっては、病院、施設、制作者·供給者、福祉など多職種の連携·協働が必要です。そして関わるスタッフが患者さんの全体像を把握することで、個々の役割が明確となり、互いにその成果を享受することで、より強いチームワークが生まれるのではないかと思います。

「シーティング連携（SC）マトリックス」を使うことは､協働するための「地図」や「見取り図」として有効な手段となります。

事例４　全介助から食事自立へ（串田）

○対応前の全体像

Ｅさんは、長らく慢性呼吸器疾患を患い、在宅酸素療法（HOT）を受けていました。慢性呼吸器疾患による全身性の炎症から、脂肪や筋肉が減少し、極度に痩せた状態（るい痩（そう））を呈し、ほとんど自宅にこもりきりの生活でした。

その後、脳梗塞を発症。右片麻痺と失語症を患い、リハビリテーション病院に入院しました。当時の基本動作·ADL は全介助で、個室に閉じこもり、臥床して生活することを好

図表 3-28　事例４　Eさん

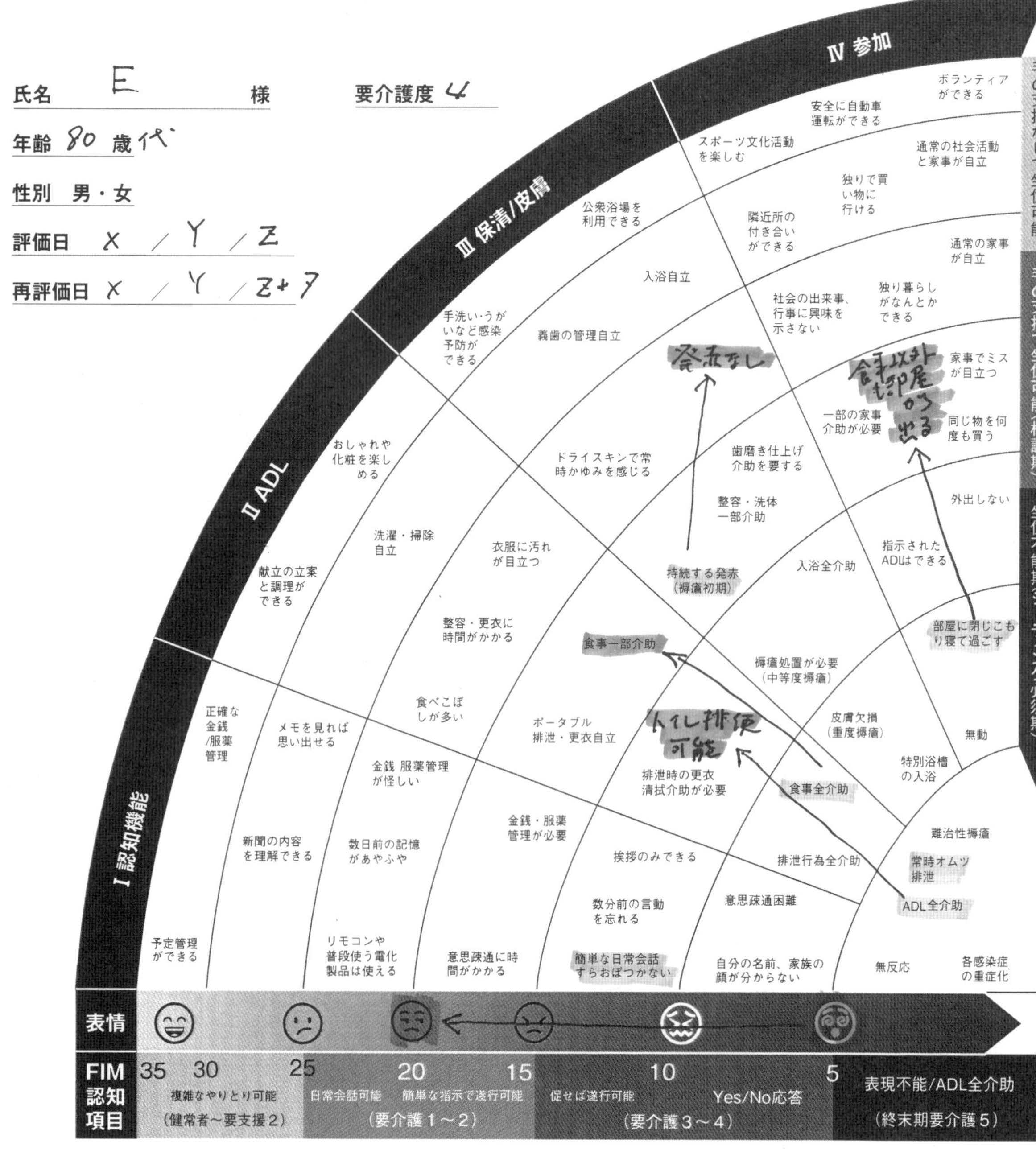

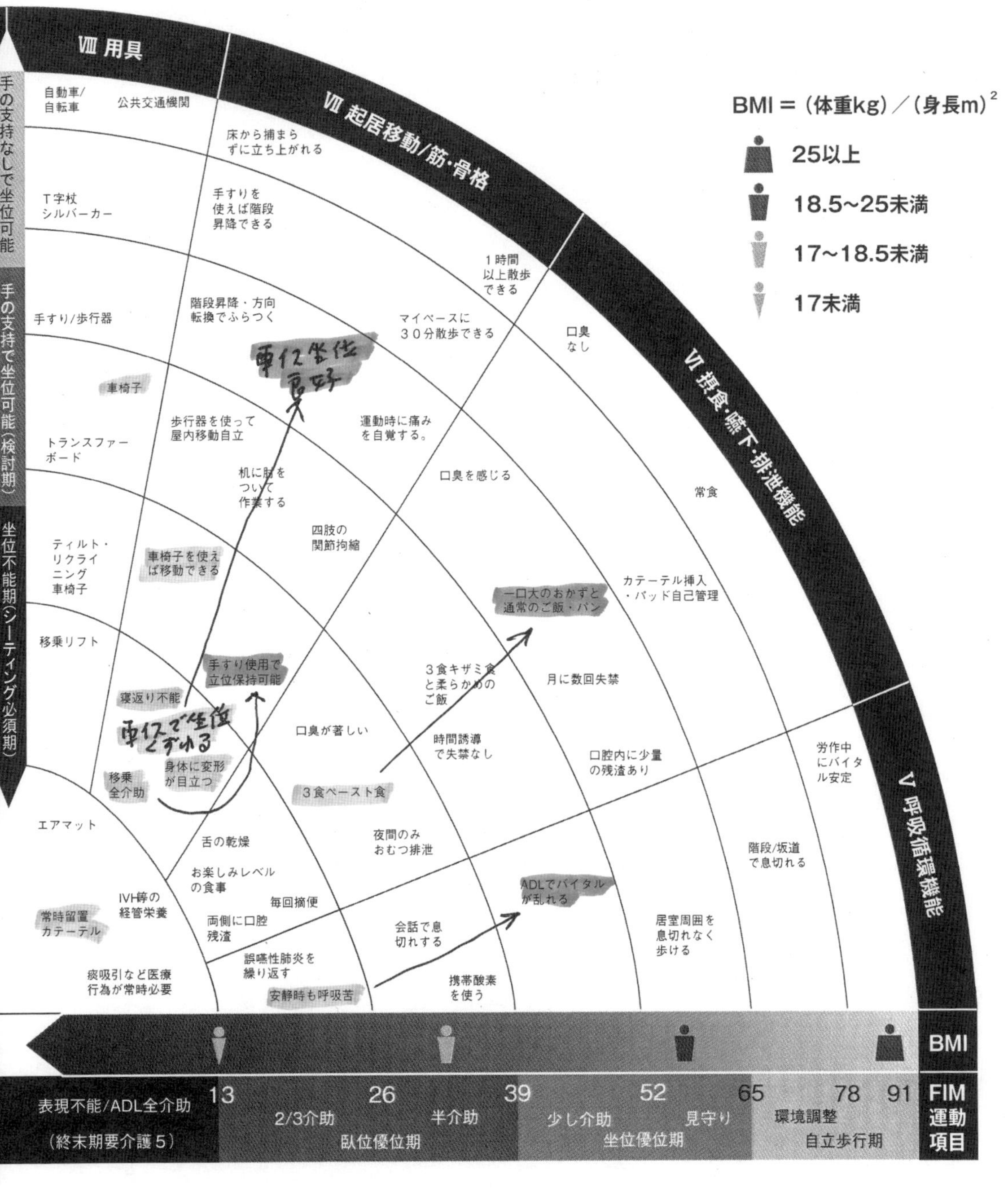

Ⅷ 用具
Ⅶ 起居移動/筋・骨格
Ⅵ 摂食・嚥下・排泄機能
Ⅴ 呼吸循環機能
BMI＝（体重kg）／（身長m）²
25以上
18.5~25未満
17~18.5未満
17未満
手の支持なしで坐位可能
手の支持で坐位可能（検討期）
坐位不能期（シーティング必須期）
自動車/自転車
公共交通機関
床から捕まらずに立ち上がれる
T字杖 シルバーカー
手すりを使えば階段昇降できる
1時間以上散歩できる
手すり/歩行器
階段昇降・方向転換でふらつく
マイペースに３０分散歩できる
口臭なし
車椅子
歩行器を使って屋内移動自立
運動時に痛みを自覚する。
トランスファーボード
机に肘をついて作業する
口臭を感じる
常食
ティルト・リクライニング車椅子
車椅子を使えば移動できる
四肢の関節拘縮
一口大のおかずと通常のご飯・パン
カテーテル挿入・パッド自己管理
移乗リフト
手すり使用で立位保持可能
3食キザミ食と柔らかめのご飯
月に数回失禁
寝返り不能
口臭が著しい
時間誘導で失禁なし
口腔内に少量の残渣あり
労作中にバイタル安定
移乗全介助
身体に変形が目立つ
3食ペースト食
エアマット
舌の乾燥
夜間のみおむつ排泄
階段/坂道で息切れる
お楽しみレベルの食事
ADLでバイタルが乱れる
IVH峠の経管栄養
毎回摘便
常時留置カテーテル
両側に口腔残渣
会話で息切れする
居室周囲を息切れなく歩ける
誤嚥性肺炎を繰り返す
痰吸引など医療行為が常時必要
安静時も呼吸苦
携帯酸素を使う
BMI
13 26 39 52 65 78 91
表現不能/ADL全介助（終末期要介護5）
2/3介助 半介助 臥位優位期
少し介助 見守り 坐位優位期
環境調整 自立歩行期
FIM運動項目

図表 3-24　食事ギリギリまで臥床し、全介助で食事し、食後すぐ臥床する生活

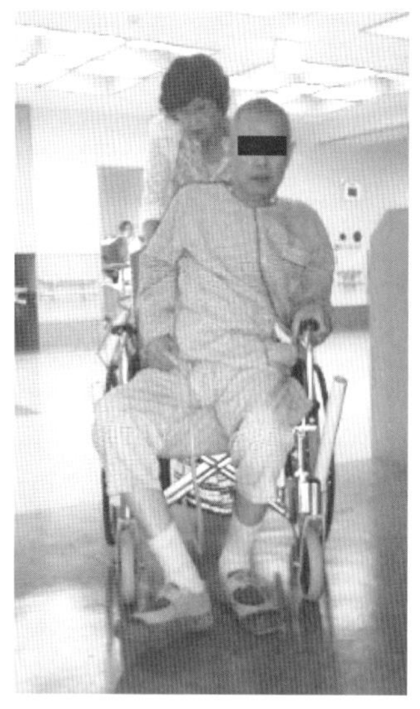

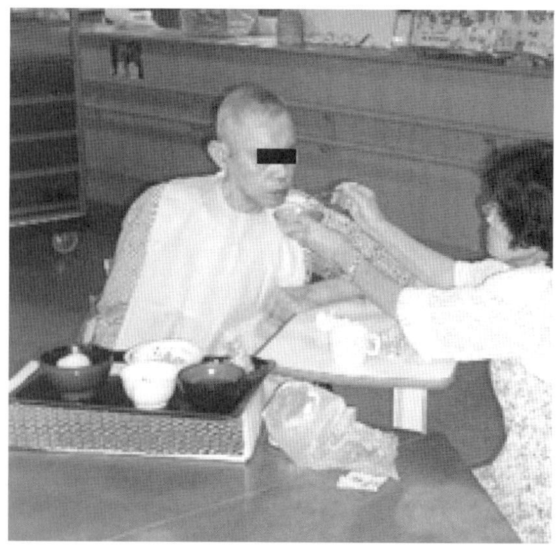

み、機能訓練に対して強い拒否があり、ほとんど進みませんでした。食事の共有スペースでは、家族、介護職員による食事介助を受けていました。車椅子に乗ると麻痺手が痛くなるという理由で食事ギリギリまで乗車を拒（こば）み、食後は、すぐに居室に帰って横になる生活でした（図表 3-24）。四肢の関節は拘縮し、立位・坐位保持困難でオムツを使用し、るい痩、低栄養、皮膚の湿潤のほか、自発性の低下、寝返り困難による皮膚発赤がみられ、褥瘡リスクが高い状態でした。

○シーティング評価

Ｅさんは施設備品の普通型車椅子の座面に、低反発ウレタンを重ねていました。不安定な体幹を安定させようとして、非麻痺側（健側（けんそく）*）の左手で、アームレストに寄りかかり、左前方に滑り落ちそうになりながら坐っていました（図表 3-25）。「臥位の評価」* では、ハムストリングス（太もも下側の筋肉）の短縮により股関節屈曲

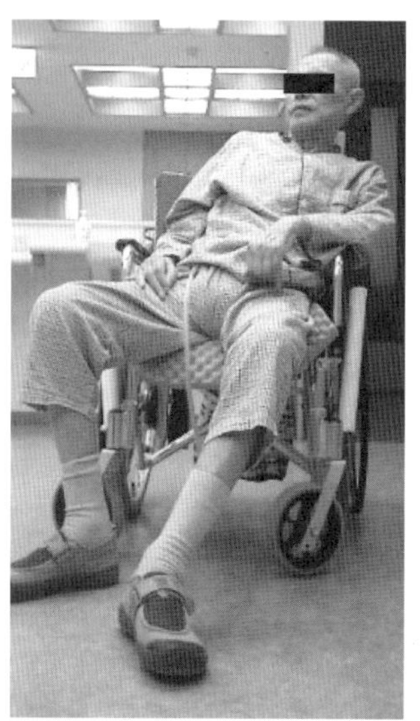

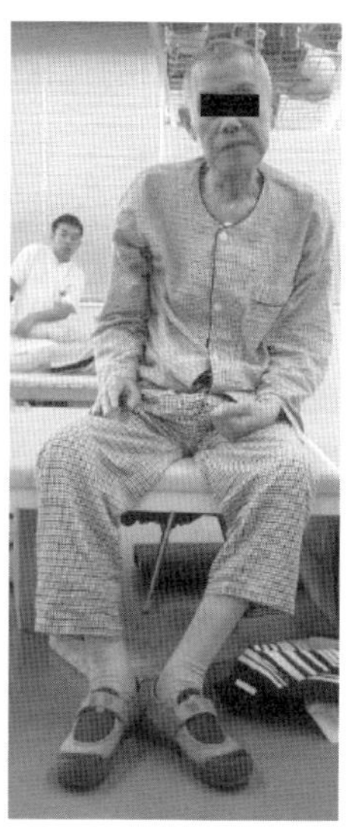

図表 3-25　シーティング前は、体軸が左に傾き、車椅子では左前方に滑り落ちそうに坐っていた

図表 3-26　シーティング後、体軸はほぼ体幹の中心に

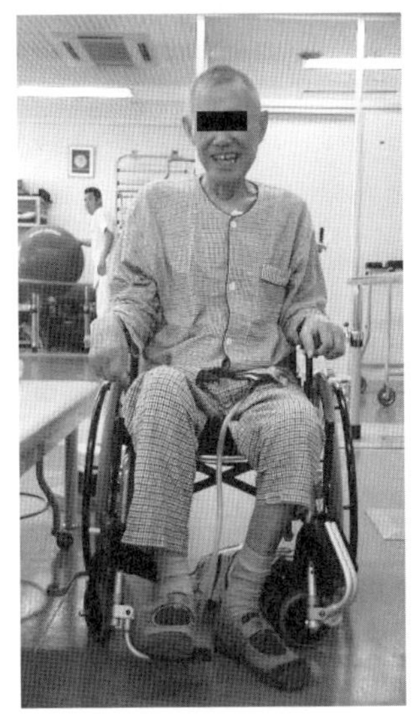

制限（臥位で、背と脚がつくる角度が 180 度にならない）があるため、車椅子の背座角を 110 度とし、シート奥行きは 37cm と決めました。

＊健側（けんそく）　通常、麻痺していない側を指すが、麻痺していなくても、寝たきりなどの廃用性障害で使えなくなる場合があり、健側とはいわず、非麻痺側ということがある。

＊臥位の評価　シーティングの３ステップ（臥位評価、坐位確認、用具適用）の最初に行われる評価。横になって、筋緊張の状態などを評価する。（140 ページ参照）

○対応方法

モジュール型車椅子を上記の寸法でセッティングし、また骨盤の左回旋を修正するため、シート左側にタオルを挿入したうえで、背ベルトの調整＊をしました（図表 3-26）。

＊背ベルトの調整　モジュール型車椅子の背ベルトはバックレスト（バックサポート）の腰部を支えるベルトで、通常３本あり、締め方によって坐り心地、身の動きが変わる。

図表 3-27　シーティング後、食事介助は必要なくなった

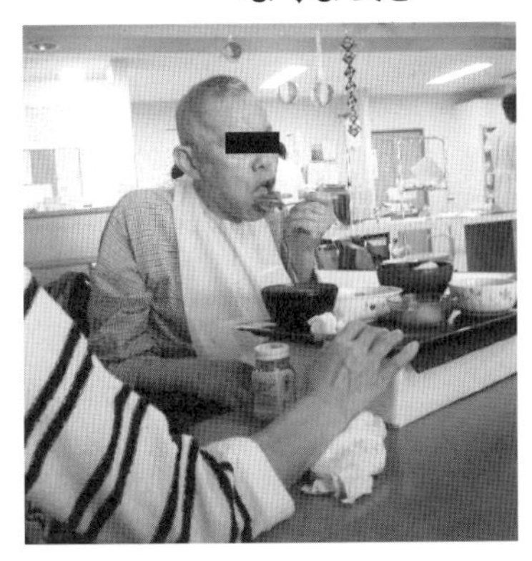

○結果

モジュール型車椅子で坐位保持が可能になると、表情も柔らかくなりました。シーティング前は起き上がるだけで呼吸苦を訴えていましたが、呼吸苦もが緩和されました。当初訴えていた右上肢の痛みも消え、食事 30 分前から車椅子に乗り、共用スペースで待つことができるようになりました。食後は、全介助で歯磨きを行ってから自室に戻るようになりました。

主食は小さなおにぎりにして、左手でスプーンを持って粗刻み食を食べられるようになり、食事介助は必要なくなりました（図表 3-27）。

○マトリクス上での変化（図表 3-28）

はじめの評価時は、「臥位優位・終末期」に多くキーワードが分布していました。坐位能力バーはシーティング必須期にあたり、ティルト・リクライニング車椅子の選択を想定しました。しかしシーティング評価を行った結果、体幹の安定が予想以上で、モジュール型車椅子で対応できることが判明しました。シーティング後は、呼吸、摂食能力、表情、参加頻度の改善が認められ、状態が「坐位優位期」に回復しました。

シーティングをしなければ、E さんは、寝たきり状態で、低栄養による褥瘡に苦しみ続けたことが容易に想像できます。SCマトリクスは、未実施による望まない未来だけでなく、私たちが見直しによって得られた効果を映し出し、新たな介護の可能性を示してくれます。

事例５　椅子とテーブルの変更で食事動作の改善（木之瀬＋うきま幸朋苑・持吉孝朗）

○対応前の全体像

Ｆさんは、80歳代女性で、要介護度３、アルツハイマー型認知症があります。

コミュニケーションは可能ですが、見当識障害があり、時間などが混乱します。以前に軽い脳梗塞を起こし、転倒による右上腕大結節、左大腿骨を骨折しました。現在は、歩行器での見守り歩行が可能です。

生活上の問題点としては、食事中でも覚醒不良により、咀嚼中の傾眠がみられます。そのため、口腔内に残りかすがある状態で、途中で疲れるため、食事に50分ほどかかります。

テーブルが高く、頭頸部伸展位＊で摂取するために、むせの問題もみられました。とくに水分ではむせが多く、トロミ剤の食べ物と、声かけにより食事を促す必要があり、誤嚥性肺炎の心配もありました。

＊頭頸部伸展位　円背のため、そのままの状態では頸部はうつむき状態になるので、食事時などに頭を起こす姿勢。嚥下反射を阻害し、むせが起こりやすくなる。

○シーティング評価

離床時間は、午前２時間、午後２時間、夕食時の計５時間程度で、一日の居場所の中心はベッドでした。坐位能力は、「坐位問題なし」のレベルですが、食事の椅子では「滑り坐り」になり、骨盤を後傾＊させながら脚を組んで坐り、椅子の背にもたれて、半分程度食べこぼしました。姿勢の自己修正ができず、坐り直しに数回の介助を要しました。

＊骨盤の後傾　ヒトの骨盤は、背筋を伸ばして立ったときほぼ垂直だが、坐ると後ろに傾く。あぐらや体育坐りなど背骨を強くＣ字型に曲げるようにして坐ると、骨盤も大きく後ろに傾く。立位でも猫背（円背）であれば背骨はＣ字カーブを描き、骨盤は後傾する。車椅子を使う高齢者の多くが、脊柱をＣ字にカーブさせた骨盤後傾の状態で坐り、そのことが内蔵の圧迫などの原因になっている。

○対応方法

Ｆさんのシーティング評価での身体寸法は、坐位の腰幅（殿幅（でんぷく））が33cm、坐底長（ざていちょう）（坐ったときの臀部の後端から膝裏までの長さ）47cmです。靴底の厚さを含む膝から床までの長さ（下腿長（かたいちょう））は、38cmですが、椅子の高さは44㎝あり、足裏がしっかり床に届きませんでした。さらに、テーブルの高さは72㎝と高く、椅子、テーブルともに身体寸法に合っていませんでした。

シーティング・リハビリの目的を、①安定坐位　②食事動作の改善　③居場所の確保としました（報告は書面にて同意あり）。

試みに、調整可能な「ペルチェア」＊を使い、椅子の高さ（前座高）を38cm、坐位殿

図表 3-29　シーティング前後

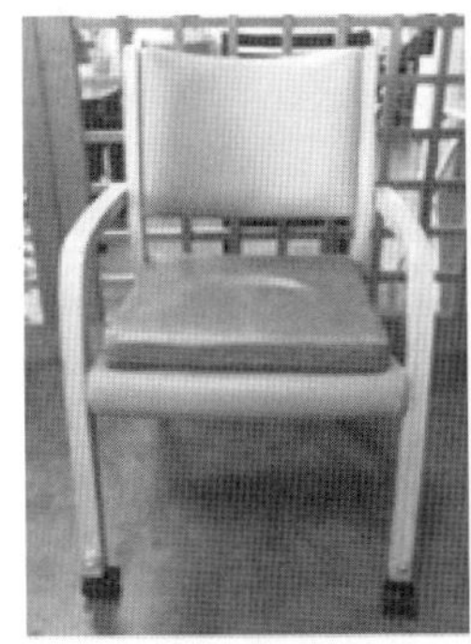

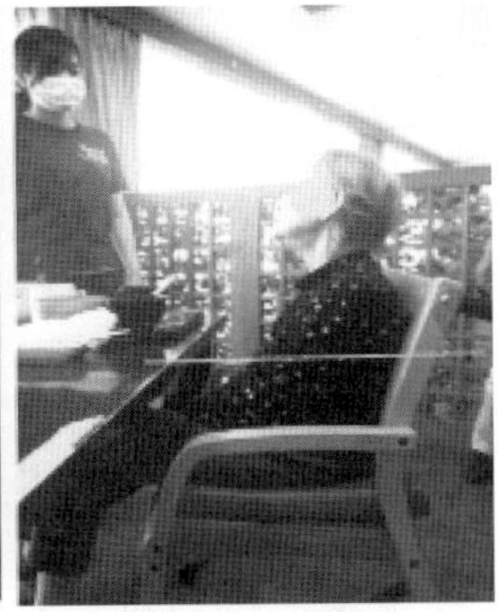

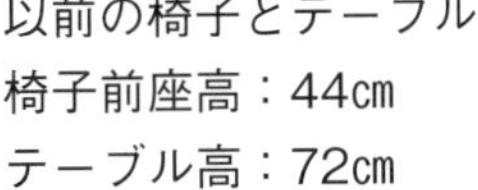

以前の椅子とテーブル
椅子前座高：44㎝
テーブル高：72㎝
滑ってしまうため足を組む
左に傾く坐位姿勢

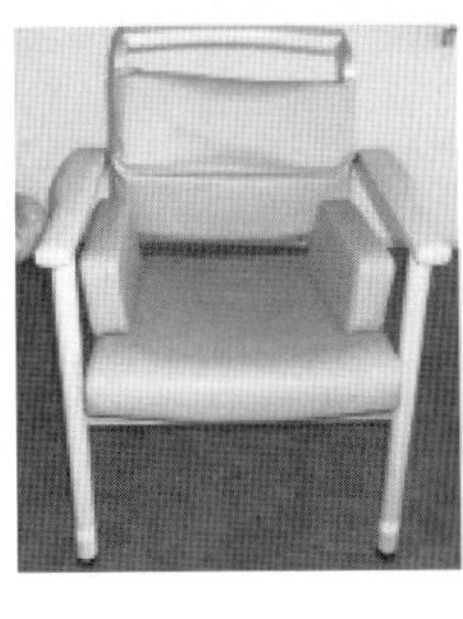

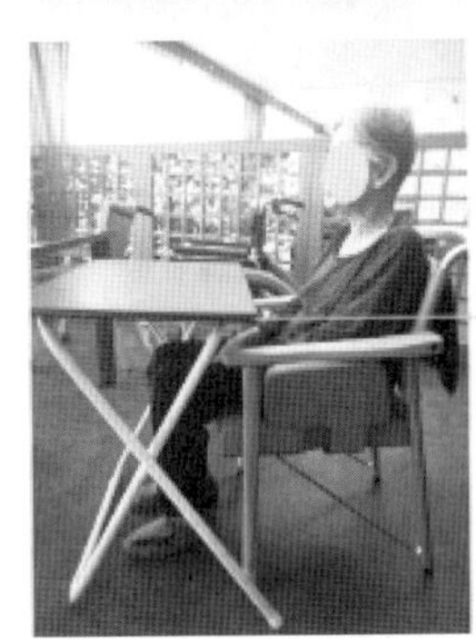

下の写真
ベルチェアとテーブル
テーブル高：65㎝
椅子前座高：38㎝
坐位殿幅：35㎝
背張りベルト調節：円背に合わせる
基本坐位姿勢

幅を 35cm に設定しました。また、円背の度合いに合わせて「背ベルト」* を調節し、安定した坐位姿勢が取れるようにしました。

テーブルも、高さ 65cm の個別の簡易テーブルを使うことにしました。

食事前の居場所も変更し、食事前にはソファで１時間程度休息し、その後、歩行器で食事用テーブルへ移動してもらうようにしました。

＊ペルチェア　座面高、座面奥行、背カーブなどを体格に合わせて調整できる椅子
＊背ベルト　車椅子の腰部を後ろから支える調整可能なベルト。ふつう３本あり、それぞれのベルトの張り具合を調節することで、骨盤を起こし、腰部を安定的にサポートする

○結果

椅子、テーブルが身体寸法に合ったことで、食事姿勢が安定し、前傾姿勢·骨盤後傾が改善され、食べこぼしが減少しました。それとともに、食事の自立度が向上し、食事に対して意欲が見えるようになり、食事時間も 30 分程度に短縮されました。介護者から、「本人も食べやすくなり、ありがたい」というコメントがありました。離床時間は、午前·午後合わせて８時間程度に延長しました。

食事前後に、ゆったりとしたソファでの休息姿勢をとることも、食事への集中に有効に働いたと考えられます。また、安定坐位が確保されたことで、ベッドは眠るところ、休息はソファ、食事はペルチェアとなり、複数の居場所ができ、「居場所」が確保されたことも、生活の安定、脳刺激などに効果があったと思われます。現在は、昼間の臥床時間がさらに

図表 3-30　事例５　Ｆさん

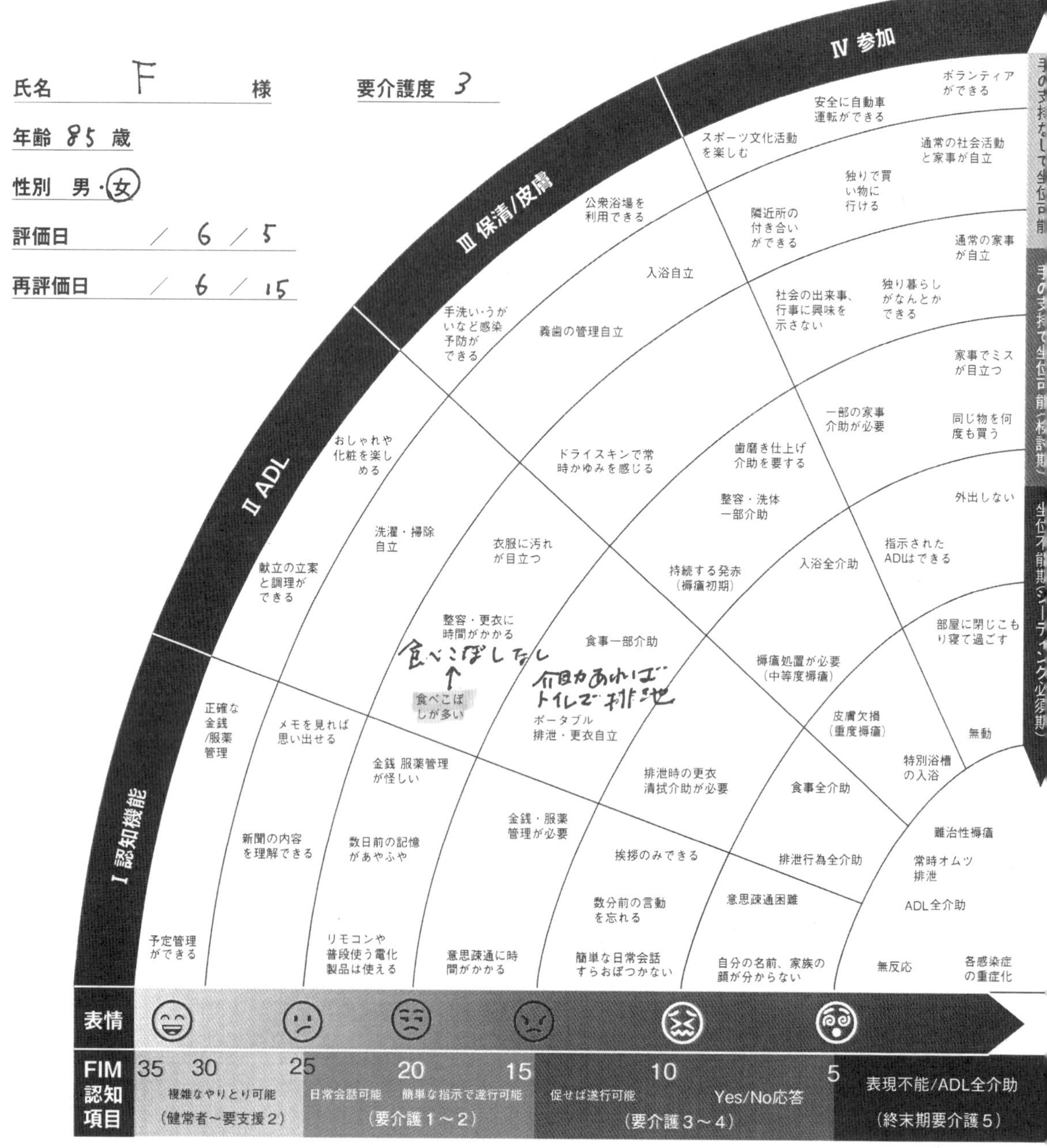

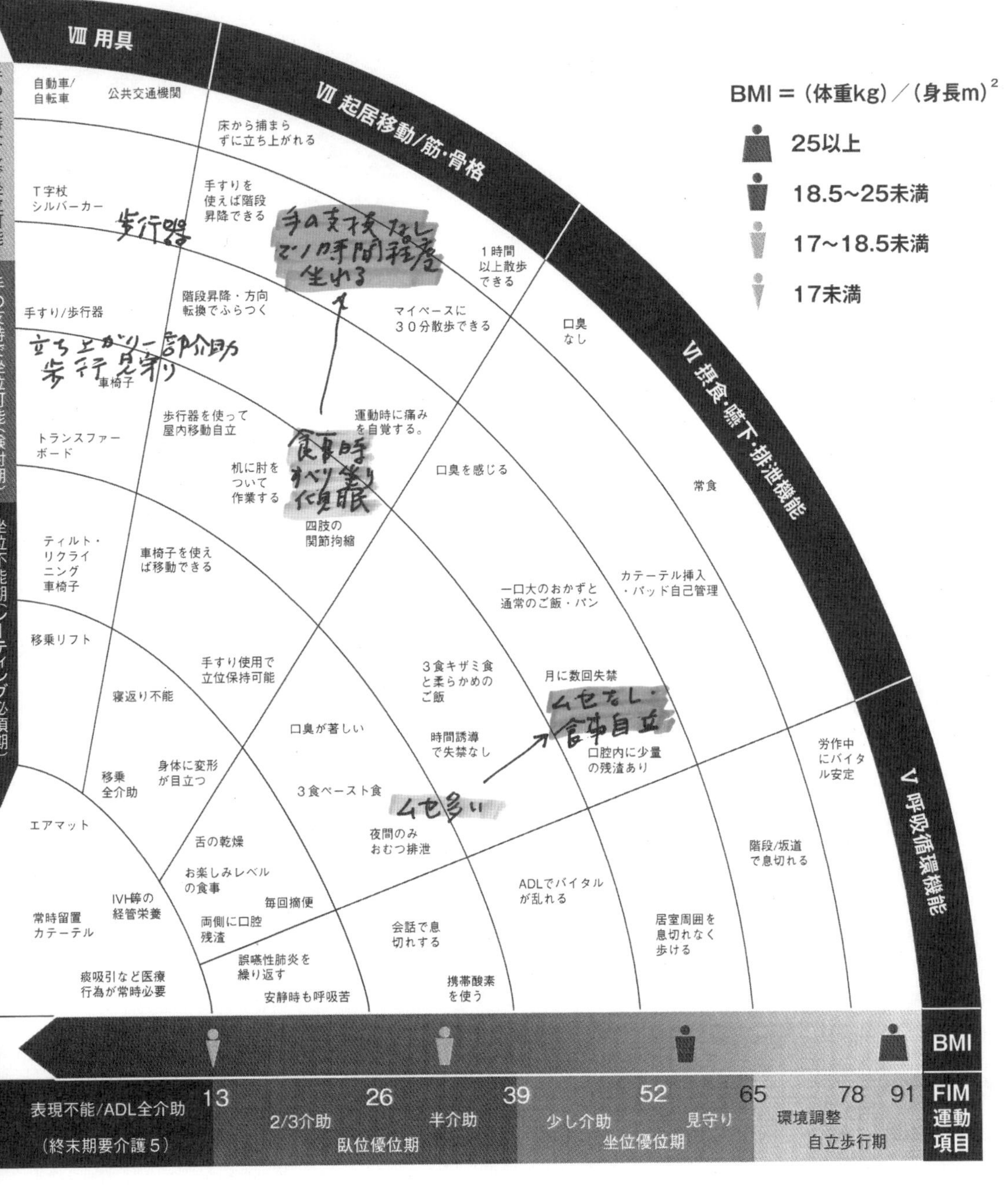

Ⅷ 用具
Ⅶ 起居移動/筋・骨格
Ⅵ 摂食・嚥下・排泄機能
Ⅴ 呼吸循環機能
BMI＝（体重kg）／（身長m）²
25以上
18.5~25未満
17~18.5未満
17未満
自動車/自転車
公共交通機関
床から捕まらずに立ち上がれる
T字杖 シルバーカー
手すりを使えば階段昇降できる
1時間以上散歩できる
手すり/歩行器
階段昇降・方向転換でふらつく
マイペースに30分散歩できる
口臭なし
車椅子
歩行器を使って屋内移動自立
運動時に痛みを自覚する。
トランスファーボード
机に肘をついて作業する
口臭を感じる
常食
四肢の関節拘縮
ティルト・リクライニング車椅子
車椅子を使えば移動できる
一口大のおかずと通常のご飯・パン
カテーテル挿入・パッド自己管理
移乗リフト
手すり使用で立位保持可能
3食キザミ食と柔らかめのご飯
月に数回失禁
寝返り不能
口臭が著しい
時間誘導で失禁なし
口腔内に少量の残渣あり
労作中にバイタル安定
移乗全介助
身体に変形が目立つ
3食ペースト食
エアマット
舌の乾燥
夜間のみおむつ排泄
階段/坂道で息切れる
お楽しみレベルの食事
IVH等の経管栄養
毎回摘便
ADLでバイタルが乱れる
常時留置カテーテル
両側に口腔残渣
会話で息切れする
居室周囲を息切れなく歩ける
誤嚥性肺炎を繰り返す
痰吸引など医療行為が常時必要
安静時も呼吸苦
携帯酸素を使う
手の支持なしで坐立可能
手の支持で坐立可能（検討期）
坐位不能期（シーティング必須期）
BMI
13 26 39 52 65 78 91
表現不能/ADL全介助
（終末期要介護5）
2/3介助
半介助
臥位優位期
少し介助
見守り
坐位優位期
環境調整
自立歩行期
FIM 運動項目
歩行器
手の支持なしで1時間程度坐れる
立ち上がり一部介助
歩行見守り
食事時すべり落ち傾眠
ムセ多い
ムセなし・食事自立

減り、リビングで過ごされることが多くなっています（図表3-29）。

マトリクス上の変化は次ページ（図表3-30）。

事例６　先割れスプーンで食事が半自立（串田）

○対応前の全体像

Ｇさんは特別養護老人ホームに入所し、認知症の末期でした。普通型車椅子に乗っているときは左側に傾きながら、うつらうつらしてユニットのホールにいました（図表3-31）。

呼びかけると、ときどき目を見開きますが、すぐに目をつむり、コミュニケーション不能の状態でした。食事中に口唇ジスキネジア（不随意運動）があらわれると、口をもぐもぐさせ、口唇から舌先をねじりながら出し入れしました。そのため食事は全介助で、介助者が食べ物を口に入れても、舌先で口外に押し出してしまいました。またＧさんは左側の視野にある人やものに気がとられると、そこから注意を反らすことができず、口を閉じきって、まったく食事が進みませんでした。

必要量の栄養と水分を補給できなかったため、血液検査で低栄養、脱水が顕著にあらわれ、離床のために車椅子に坐り続けると、骨張った臀部に持続的な発赤が観察されていました。

図表3-31　普通型車椅子上で、いつもうつらうつらのＧさん

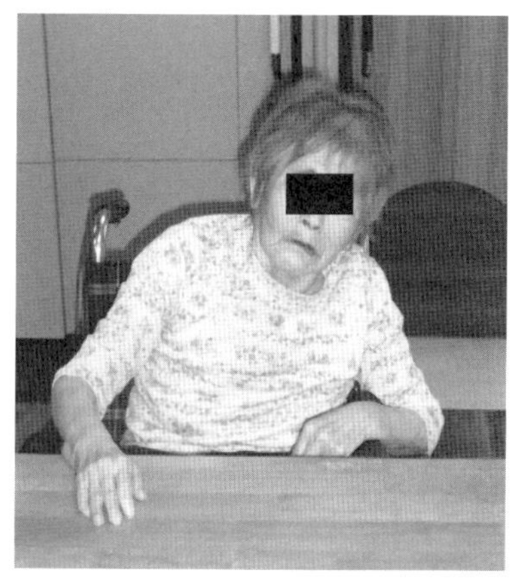

図表3-32　普通型車椅子に、ノビットのクッションをセット

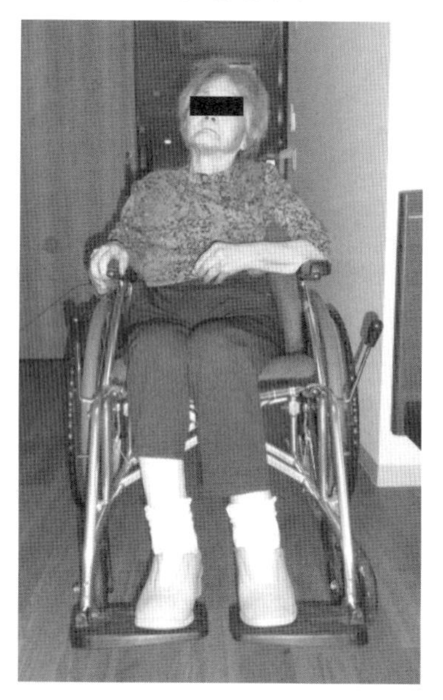

○シーティング評価

ハムストリングス（太ももの下側の筋肉群）の短縮があり、股関節の屈曲制限（十分に曲げられない）が確認されたため、施設備品の普通型車椅子に、ノビットシステムの背クッションとサイドクッションをセッティングしました（図表3-32）。

図表 3-33　全介助での食事もままならなかったＥさんが一人でお茶を味わう

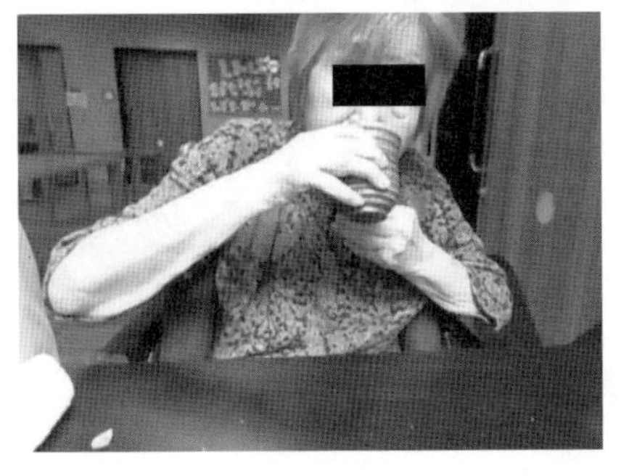

○対応方法

言語聴覚士（ST）と共同して食事形態や使用する道具について検討しました。ST が、小型スプーンから先割れスプーンに変更すると、先割れスプーンの尖った部分が唇に触れることで痛覚刺激が得られ、一瞬、ジスキネジアが弱まることを発見しました。

作業療法士（OT、筆者）は、小柄な G さんが左へ傾かないことを目的に、上記のようにクッションを挿入するとともに、食事中は、注意を左側に反らさないために、左側が白壁になるような窓際に席を設けました。

○結果

シーティング前は、G さんは提供された食事の 5 割前後しか食べられませんでしたが、1 週間後、自ら先割れスプーンを操ってマイペースですがミキサー食の半量を食べられるようになりました。図表 3-33 は、一人でお茶を飲む G さんです。

食事中のジスキネジアと左へ注意がそがれることがなくなったため、食事の後半からの食事介助がスムーズに行われ、ほぼ完食できるようになりました。血液検査データは改善し、クッションで臀部の除圧が行なわれたことで、坐り続けても発赤が見られなくなりました。

○ SC マトリクス上の変化

G さんのマトリクス上の評価（次項マトリクス参照）では、初期評価時は、終末期・臥位優位期に問題が集中していました。「坐位能力バー」は、坐位不能期（シーティング必須期）で、ティルト・リクライニング車椅子が妥当です。しかし、G さんは施設の普通型車椅子を使っており、シーティングされていませんでした。

シーティング後、SC マトリクスの坐位優位期に状態が戻りました。認知症末期では、食事介助してもその状況を理解できないことがしばしばあります。もしシーティングを行わなかったら、G さんは食事を十分にとれず低栄養によって、生命予後が不良だったと考えられます。

図表　事例６　Ｇさん

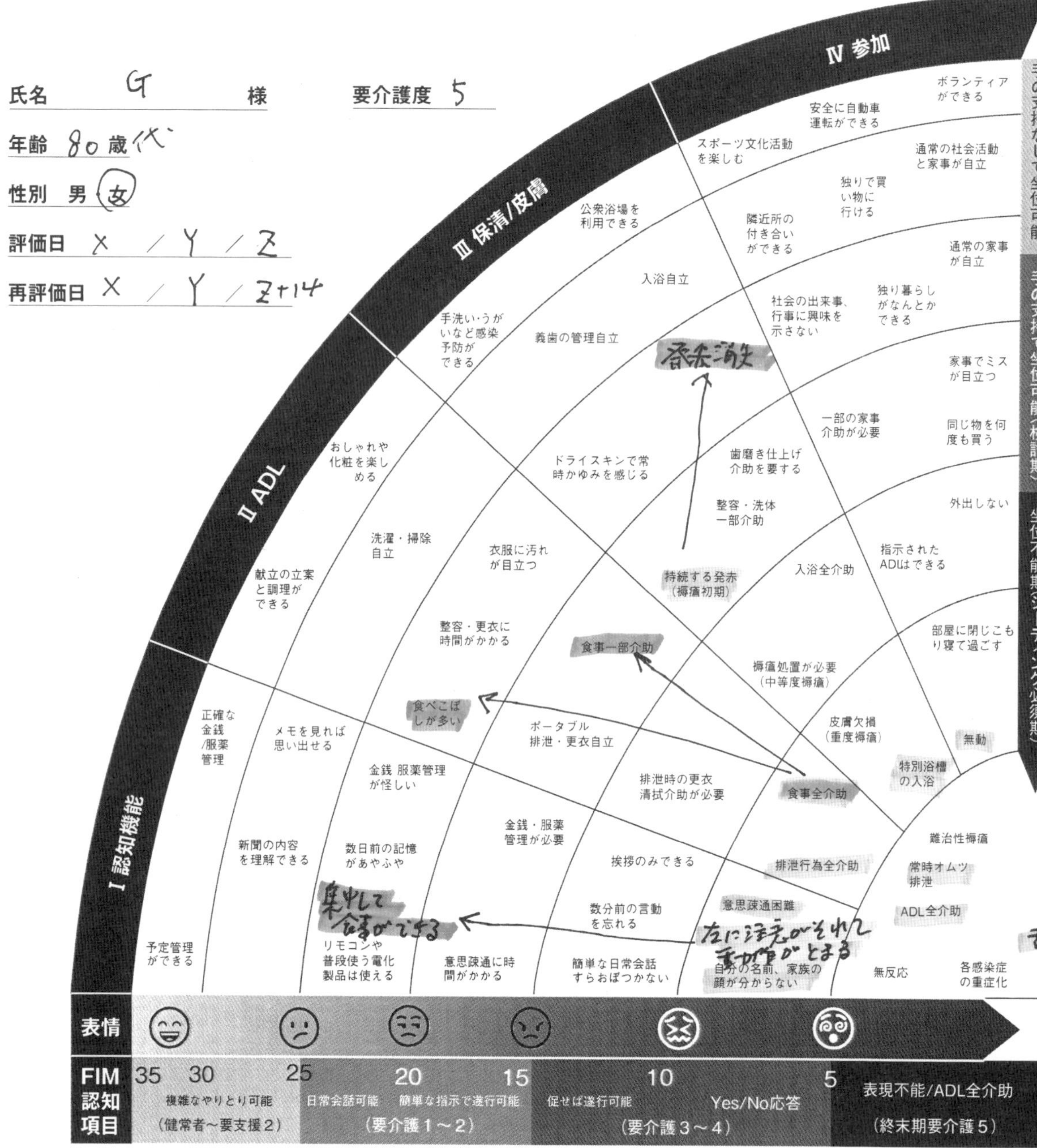

シーティング連携マトリクス　Ver.2021
氏名 G 様
要介護度 5
年齢 80歳代
性別 男 女
評価日 X / Y / Z
再評価日 X / Y / Z+14
Ⅰ 認知機能
Ⅱ ADL
Ⅲ 保清/皮膚
Ⅳ 参加
ボランティアができる
安全に自動車運転ができる
スポーツ文化活動を楽しむ
通常の社会活動と家事が自立
独りで買い物に行ける
隣近所の付き合いができる
通常の家事が自立
公衆浴場を利用できる
入浴自立
社会の出来事、行事に興味を示さない
独り暮らしがなんとかできる
手洗い・うがいなど感染予防ができる
義歯の管理自立
香衣消失
家事でミスが目立つ
一部の家事介助が必要
同じ物を何度も買う
おしゃれや化粧を楽しめる
ドライスキンで常時かゆみを感じる
歯磨き仕上げ介助を要する
整容・洗体一部介助
外出しない
洗濯・掃除自立
衣服に汚れが目立つ
持続する発赤（褥瘡初期）
入浴全介助
指示されたADLはできる
献立の立案と調理ができる
整容・更衣に時間がかかる
食事一部介助
部屋に閉じこもり寝て過ごす
褥瘡処置が必要（中等度褥瘡）
正確な金銭/服薬管理
メモを見れば思い出せる
食べこぼしが多い
ポータブル排泄・更衣自立
皮膚欠損（重度褥瘡）
無動
金銭 服薬管理が怪しい
排泄時の更衣清拭介助が必要
食事全介助
特別浴槽の入浴
新聞の内容を理解できる
数日前の記憶があやふや
金銭・服薬管理が必要
挨拶のみできる
排泄行為全介助
難治性褥瘡
常時オムツ排泄
集中して食事ができる
数分前の言動を忘れる
意思疎通困難
ADL全介助
左に注意がそれて動作がとまる
予定管理ができる
リモコンや普段使う電化製品は使える
意思疎通に時間がかかる
簡単な日常会話すらおぼつかない
自分の名前、家族の顔が分からない
無反応
各感染症の重症化
手の支持なしで坐位可能
手の支持で坐位可能（移行期）
坐位不能期（シーティング必須期）
表情
FIM 認知項目
35 30 25 20 15 10 5
複雑なやりとり可能
（健常者～要支援２）
日常会話可能
簡単な指示で遂行可能
（要介護１～２）
促せば遂行可能
Yes/No応答
（要介護３～４）
表現不能/ADL全介助
（終末期要介護５）

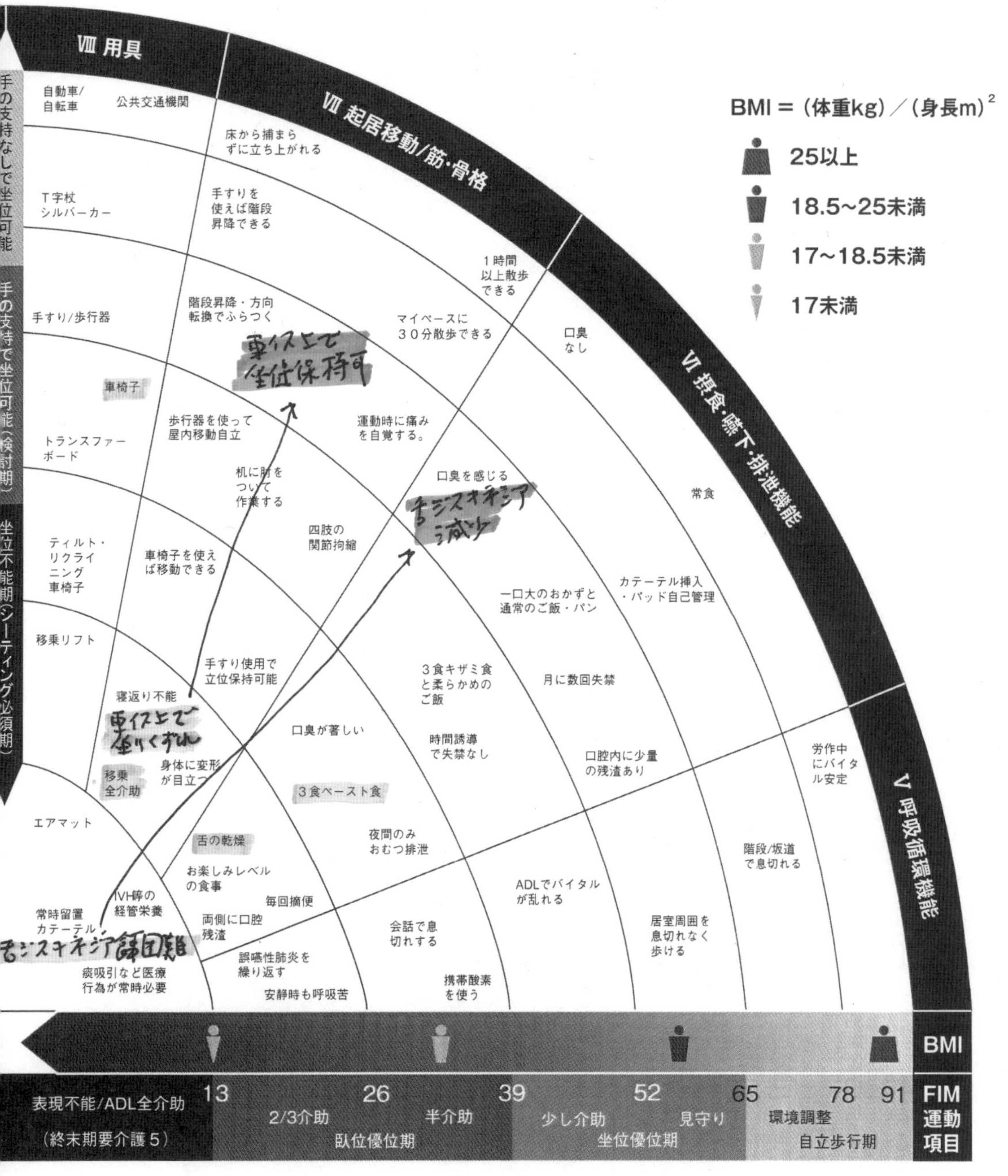
Ⅷ 用具
Ⅶ 起居移動/筋・骨格
Ⅵ 摂食・嚥下・排泄機能
Ⅴ 呼吸循環機能
手の支持なしで坐位可能
手の支持で坐位可能（検討期）
坐位不能期（シーティング必須期）
BMI＝（体重kg）／（身長m）²
25以上
18.5~25未満
17~18.5未満
17未満
自動車/自転車
公共交通機関
T字杖
シルバーカー
手すり/歩行器
車椅子
トランスファーボード
ティルト・リクライニング車椅子
移乗リフト
移乗全介助
エアマット
常時留置カテーテル
IVH等の経管栄養
痰吸引など医療行為が常時必要
床から捕まらずに立ち上がれる
手すりを使えば階段昇降できる
階段昇降・方向転換でふらつく
歩行器を使って屋内移動自立
机に肘をついて作業する
車椅子を使えば移動できる
手すり使用で立位保持可能
寝返り不能
身体に変形が目立つ
1時間以上散歩できる
マイペースに３０分散歩できる
運動時に痛みを自覚する。
四肢の関節拘縮
口臭なし
口臭を感じる
常食
一口大のおかずと通常のご飯・パン
カテーテル挿入・パッド自己管理
３食キザミ食と柔らかめのご飯
月に数回失禁
口臭が著しい
時間誘導で失禁なし
口腔内に少量の残渣あり
３食ペースト食
舌の乾燥
夜間のみおむつ排泄
お楽しみレベルの食事
毎回摘便
両側に口腔残渣
誤嚥性肺炎を繰り返す
安静時も呼吸苦
会話で息切れする
携帯酸素を使う
ADLでバイタルが乱れる
居室周囲を息切れなく歩ける
階段/坂道で息切れる
労作中にバイタル安定
BMI
13
26
39
52
65
78
91
FIM運動項目
表現不能/ADL全介助
（終末期要介護５）
2/3介助
半介助
臥位優位期
少し介助
見守り
坐位優位期
環境調整
自立歩行期

事例７　認知症末期、看取り期（亀井）

○対応前の全体像

Ｈさんは、穏やかで上品な方で、92 歳まで独居生活を送られていましたが、認知症が進み、家族の計らいで、われわれの施設に入居されました。

入居時から５年間は杖歩行でホーム内を好きなように歩き回られておりました。

図表 3-34　シーティング「臥位評価」では、両側に変形性膝関節症があり、ハムストリングスも短縮していて、屈曲制限がある

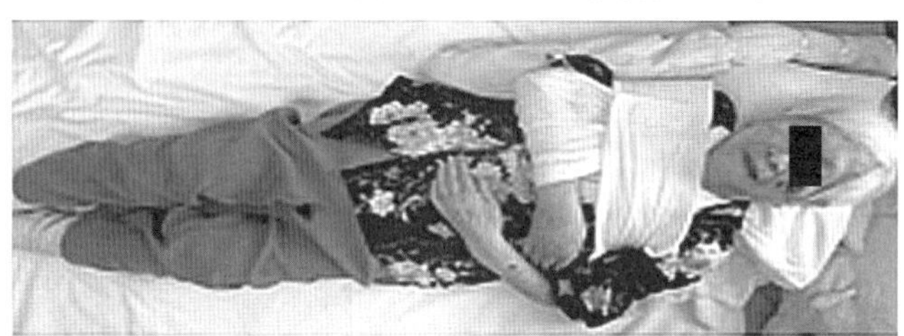

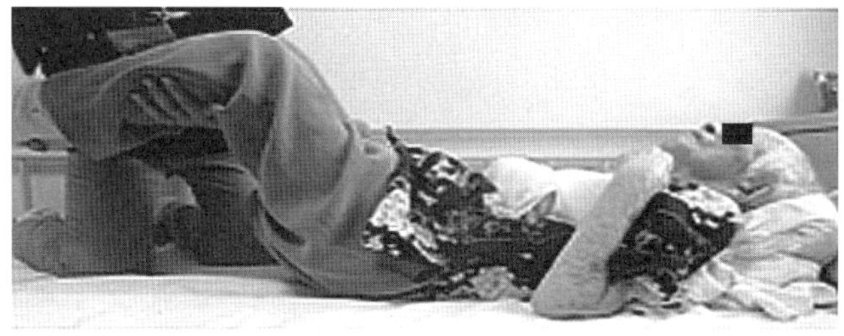

図表 3-35　シーティング「坐位の確認」では、円背が強く、坐位をとるには非麻痺側の左肘で体幹を支える

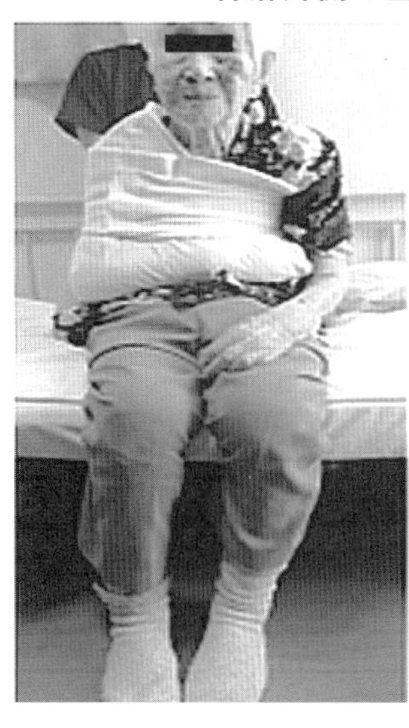

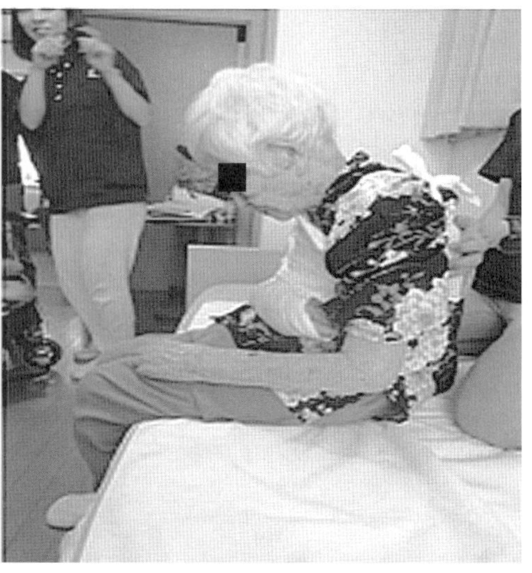

97 歳頃より、ふらつきが強くなり、５ｍ以上の移動は車椅子で行い、それ以下は介助歩行をするようになりました。車いすは移動の手段だけに使用し、そのほかはそれぞれの椅子に坐り直していただきました。

98 歳のとき、体全体の右側への傾きが顕著になったことから、脳血管疾患を疑い、主治医・家族に相談しました。

その結果、H さんの体力が低下していて、検査入院をしたら一気に寝たきりになる可能性があること、また検査のための指示を理解できず、CT などの検査が十分行えないこと、原因が明らかになっても、高齢のため積極的な治療を家族が望まないなどの理由でそのままの生活を続けることにしました。

その後、ホーム職員が上着を脱がせる介助中に右上腕骨を骨折し、整形受診しましたが、この時も入院の選択は行わず、痛み止めだけの対症療法をしました。そのころ立位、歩行能力が著しく低下し、移動のすべてが車いすとなり、光野さんにお願いしてシーティング評価を行いました。

○シーティング評価

H さんは高齢のうえ、とても小柄な方です。シーティングの臥位評価では、既往に両側変形性膝関節症があり、両ハムストリングスの短縮のため両股関節の屈曲制限がありました（図表 3-34）。また、脳血管疾患により右片麻痺でした。シーティングの「坐位の確認」では、円背を呈し、左肘で体を支えることで坐位をとることができました（図表 3-35）。

図表 3-36　シーティングでの「車椅子の適合」。モデラート S のティルト・リクライニングを少し傾けて、坐位を安定させた

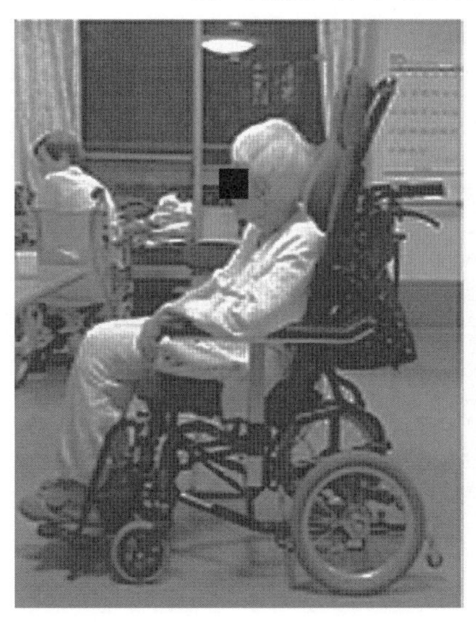

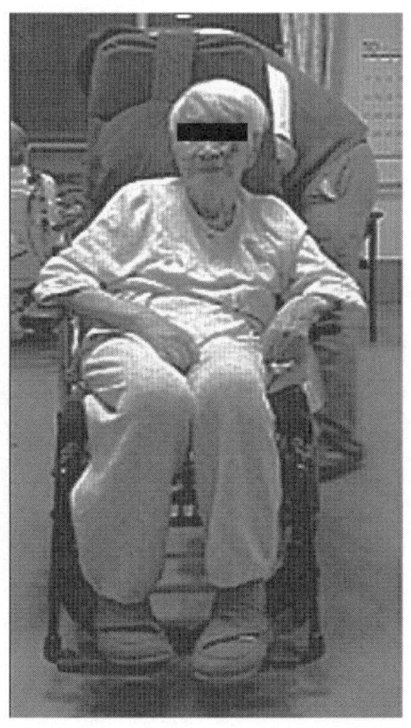

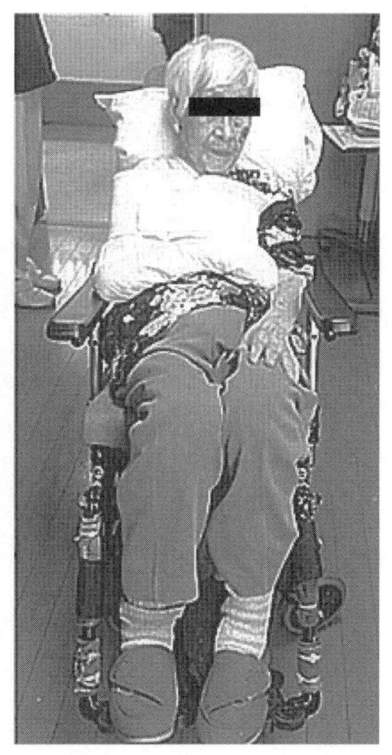

図表　事例７　Hさん

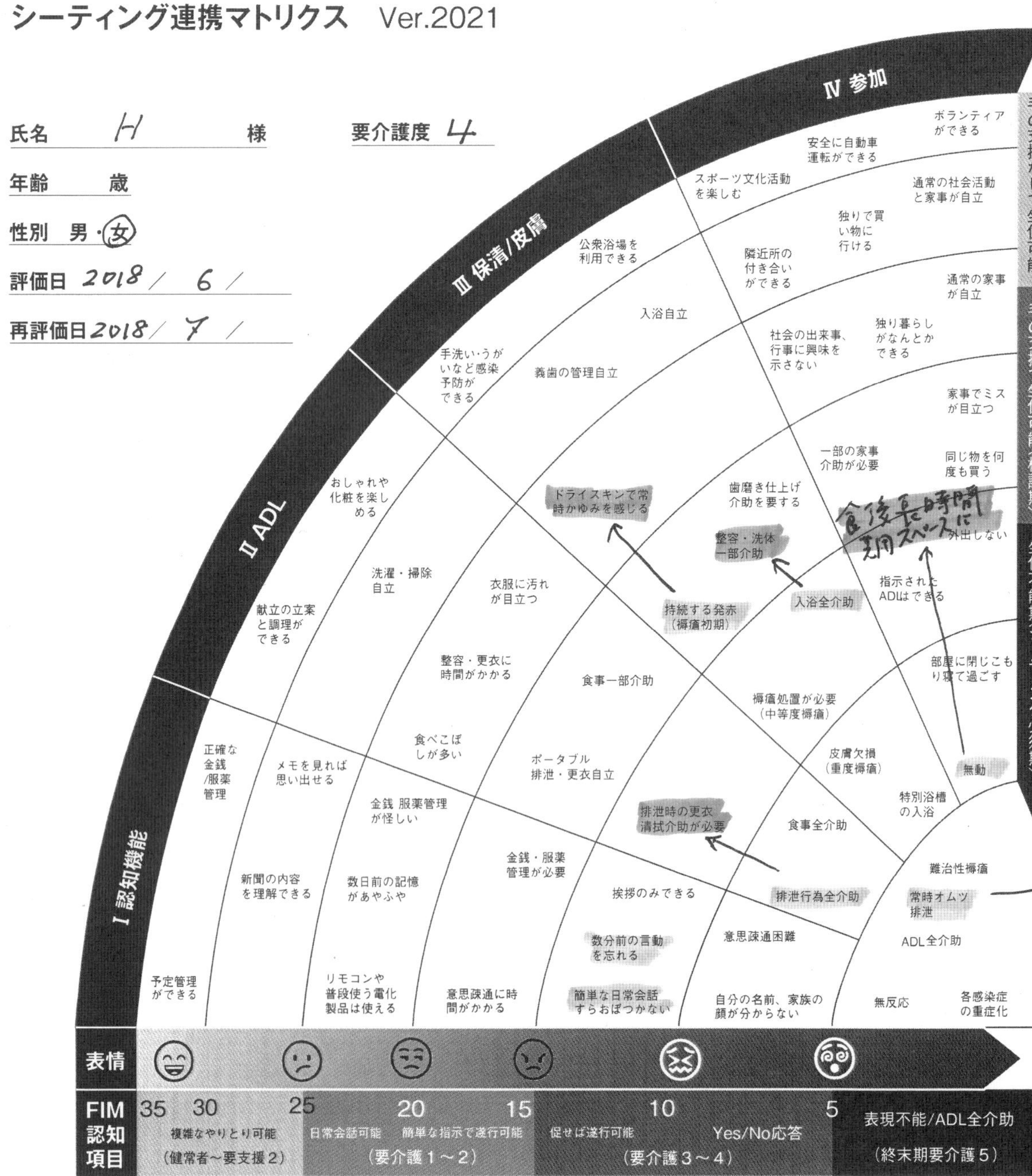

シーティング連携マトリクス　Ver.2021
氏名　H　様
要介護度　4
年齢　歳
性別　男・女
評価日　2018／6／
再評価日　2018／7／
Ⅰ認知機能
Ⅱ ADL
Ⅲ 保清/皮膚
Ⅳ 参加
ボランティアができる
安全に自動車運転ができる
スポーツ文化活動を楽しむ
通常の社会活動と家事が自立
独りで買い物に行ける
隣近所の付き合いができる
公衆浴場を利用できる
通常の家事が自立
入浴自立
社会の出来事、行事に興味を示さない
独り暮らしがなんとかできる
手洗い･うがいなど感染予防ができる
義歯の管理自立
家事でミスが目立つ
一部の家事介助が必要
同じ物を何度も買う
おしゃれや化粧を楽しめる
ドライスキンで常時かゆみを感じる
歯磨き仕上げ介助を要する
食後長時間居スペースに
整容・洗体一部介助
外出しない
洗濯・掃除自立
衣服に汚れが目立つ
持続する発赤（褥瘡初期）
入浴全介助
指示されたADLはできる
献立の立案と調理ができる
整容・更衣に時間がかかる
食事一部介助
部屋に閉じこもり寝て過ごす
褥瘡処置が必要（中等度褥瘡）
正確な金銭/服薬管理
メモを見れば思い出せる
食べこぼしが多い
ポータブル排泄・更衣自立
皮膚欠損（重度褥瘡）
無動
金銭 服薬管理が怪しい
排泄時の更衣清拭介助が必要
特別浴槽の入浴
食事全介助
新聞の内容を理解できる
数日前の記憶があやふや
金銭・服薬管理が必要
挨拶のみできる
排泄行為全介助
難治性褥瘡
常時オムツ排泄
数分前の言動を忘れる
意思疎通困難
ADL全介助
予定管理ができる
リモコンや普段使う電化製品は使える
意思疎通に時間がかかる
簡単な日常会話すらおぼつかない
自分の名前、家族の顔が分からない
無反応
各感染症の重症化
表情
FIM 認知 項目
35　30　25　20　15　10　5
複雑なやりとり可能
日常会話可能
簡単な指示で遂行可能
促せば遂行可能
Yes/No応答
表現不能/ADL全介助
（健常者～要支援２）
（要介護１～２）
（要介護３～４）
（終末期要介護５）

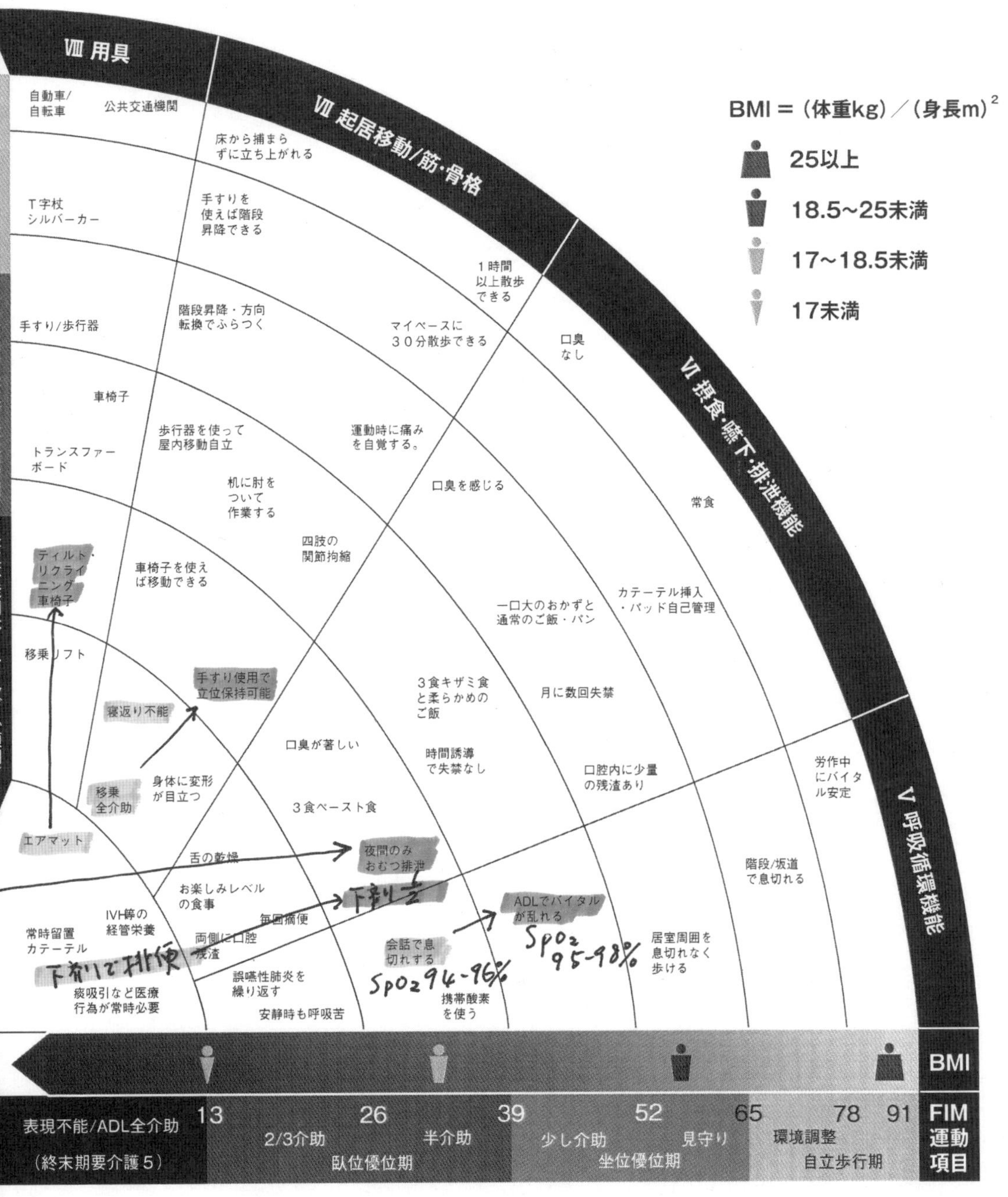
Ⅷ 用具
Ⅶ 起居移動/筋・骨格
Ⅵ 摂食・嚥下・排泄機能
Ⅴ 呼吸循環機能
BMI＝（体重kg）／（身長m）²
25以上
18.5～25未満
17～18.5未満
17未満
自動車/自転車
公共交通機関
T字杖 シルバーカー
手すり/歩行器
車椅子
トランスファーボード
ティルト・リクライニング車椅子
移乗リフト
エアマット
常時留置カテーテル
痰吸引など医療行為が常時必要
床から捕まらずに立ち上がれる
手すりを使えば階段昇降できる
階段昇降・方向転換でふらつく
歩行器を使って屋内移動自立
机に肘をついて作業する
車椅子を使えば移動できる
手すり使用で立位保持可能
寝返り不能
移乗全介助
身体に変形が目立つ
四肢の関節拘縮
運動時に痛みを自覚する。
マイペースに３０分散歩できる
１時間以上散歩できる
口臭なし
口臭を感じる
常食
一口大のおかずと通常のご飯・パン
カテーテル挿入・パッド自己管理
３食キザミ食と柔らかめのご飯
月に数回失禁
時間誘導で失禁なし
口臭が著しい
口腔内に少量の残渣あり
３食ペースト食
舌の乾燥
夜間のみおむつ排泄
お楽しみレベルの食事
IVH瘻の経管栄養
毎回摘便
両側に口腔残渣
誤嚥性肺炎を繰り返す
安静時も呼吸苦
携帯酸素を使う
会話で息切れする
ADLでバイタルが乱れる
居室周囲を息切れなく歩ける
階段/坂道で息切れる
労作中にバイタル安定
下剤で排便
下剤
SpO2 94-96%
SpO2 95-98%
BMI
表現不能/ADL全介助
（終末期要介護５）
13
26
39
52
65
78
91
2/3介助
半介助
少し介助
見守り
環境調整
臥位優位期
坐位優位期
自立歩行期
FIM 運動項目

○対応方法

はじめ、モジュール型車椅子「モデラート」を試しましたが、小柄なため、体幹が左右へ傾きます。座底長（ざていちょう）も短いので、しっかり骨盤を支えるために、小型の「モデラートS」を選択しました。バックレスト（バックサポート）に背をあずけやすいようにティルト・リクライニングにしました（図表3-36）。

○結果

シーティング前は、酸素飽和度が94～96％を示していましたが、シーティング後は呼吸が楽になり、95％～98％までに改善しました。

さらに食事中のむせも格段に減り、ティルト・リクライニングの活用で長い時間、食堂で過ごせるようになり、他利用者さんや職員と会話が生まれやすくなりました。大腸癌術後による便秘症も改善し、下剤の使用量も減りました。

半年後、食事摂取が難しくなり、胃ろうかIVH（中心静脈栄養）を検討しましたが、家族が望まなかったため､エンシュアリキッド(高カロリー飲料)中心の食事になりました。

３か月後、エンシュアリキッド１缶／日（250cc）のみの経口摂取になり、数日後、経口摂取が不可能となり､排尿が１～２回／日。呼吸も浅く肩呼吸に近くなりました。グループホームのリビングにベッドを移し、家族、利用者さん、職員全員で声掛けを行うようにしました。

10日後、グループホームにて永眠されました。終始、笑顔をいただき、われわれは励まされました。

98歳でシーティングを行い、99歳で亡くなる直前まで移動が可能であったことは、Hさんの最晩年の心身状態、生活環境に小さくない影響を与えたと思います。嚥下、消化、呼吸、循環などの機能の低下をギリギリまで抑制できたと思います（図表3-37)。

何より、移動やコミュニケーションの機会を増やすことで、精神的な拘束を減らすことができました。たった１年ですが、シーティングが死ぬ日まで有効であることを実感した次第です。マトリクス上の変化は前項の通りです。

図表3-37　嚥下、消化、呼吸が改善し、常に笑顔で施設スタッフを励ました

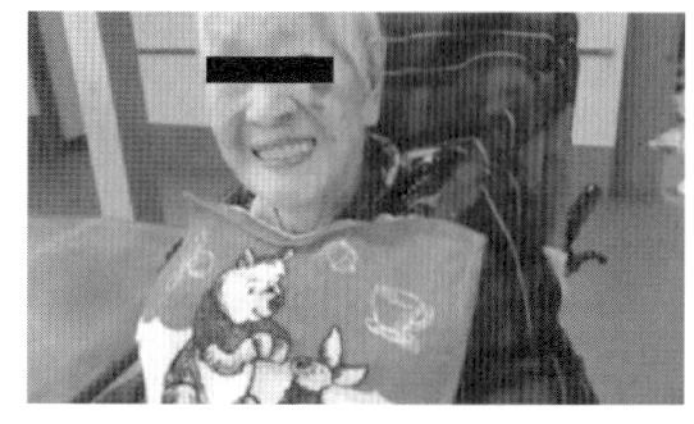
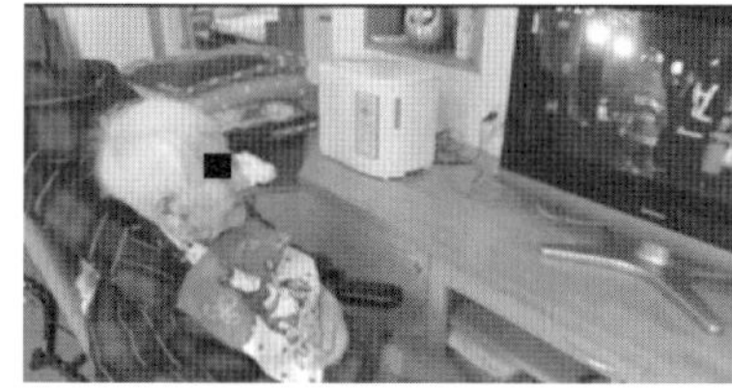
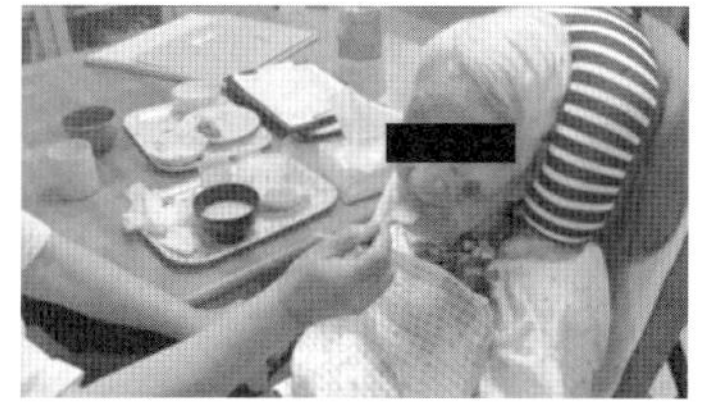

事例８　認知症末期、骨盤後面にサポート、一瞬で表情変わる（亀井）

図表 3-39　強い円背があり、手の巧緻性が低下し、食事の自立が難しい

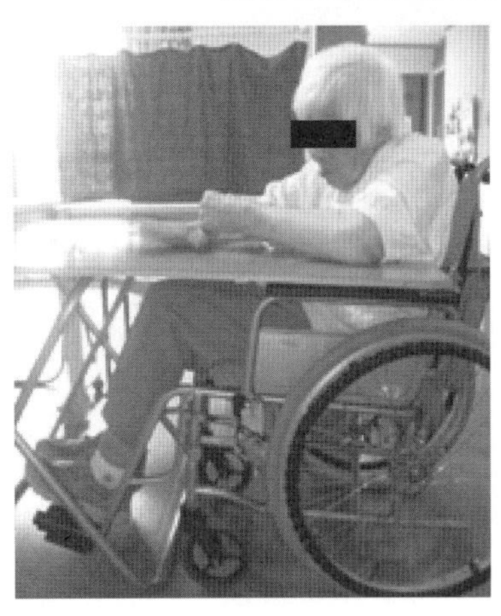

○対応前の全体像

84歳のＩさんは、レビー小体型認知症があるほか、肺塞栓（そくせん）症、左大腿骨転子部骨折をされています。

長年、娘さん、息子さんが自宅で介護してこられましたが、2012年、全身状態の悪化からわれわれの施設に入居されました。

Ｉさんは、なんとかつかまり立ちができる程度で、移動は全て車いすでした。Ｉさんと家族は、入居後も、家族が運転する車で、年１回盛岡の実家へ帰ることを希望されました。

図表 3-40　シーティングで強い円背が改善されると認知機能が向上し、食事が自立

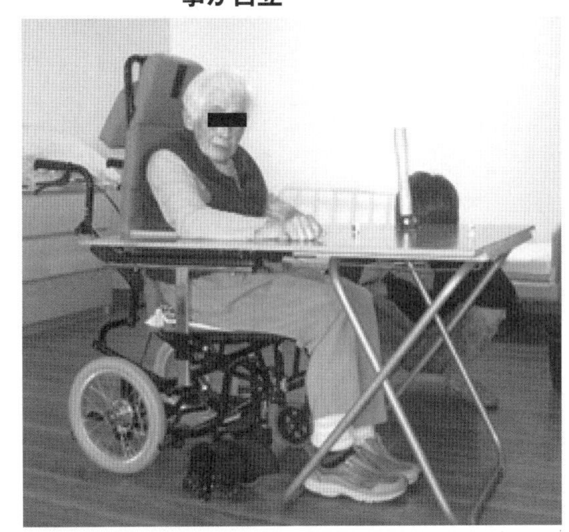

2016年の前半頃まで、食事は自力で摂取されていたのですが、タワラおにぎりを手で強くにぎりつぶしてしまうことが増え、自力摂取が難しくなりました。しかし、家族から自力摂取にこだわってほしいと依頼を受けます。

コップでの水分摂取は上手にできるので、コップの上に小皿を乗せて、コップを本人に持ってもらい、小皿の上にタワラおにぎりを置き、タワラおにぎりに直接口をつけて食べるようにすると、なんとか自力で食べられます。

2016年後半には、コップを自ら揺すってしまい、水分、食事の自力摂取が難しくなり、むせる頻度が増加したので、食事形態を極刻み食に変更し、食事介助を行うようになりました。一度に口へ入れる食の量やご本人の覚醒状態等を考慮しながら、誤嚥を予防しました（図表3-39）。

○シーティング評価

身長が170cmと長身。円背で両ハムストリングスの短縮、両股関節の屈曲制限がありました。光野さんとPTがシーティング評価を行い、最初にご持参された車椅子にタオルやクッション材などを入れ調整してみました。

図表　事例８　Ｉさん

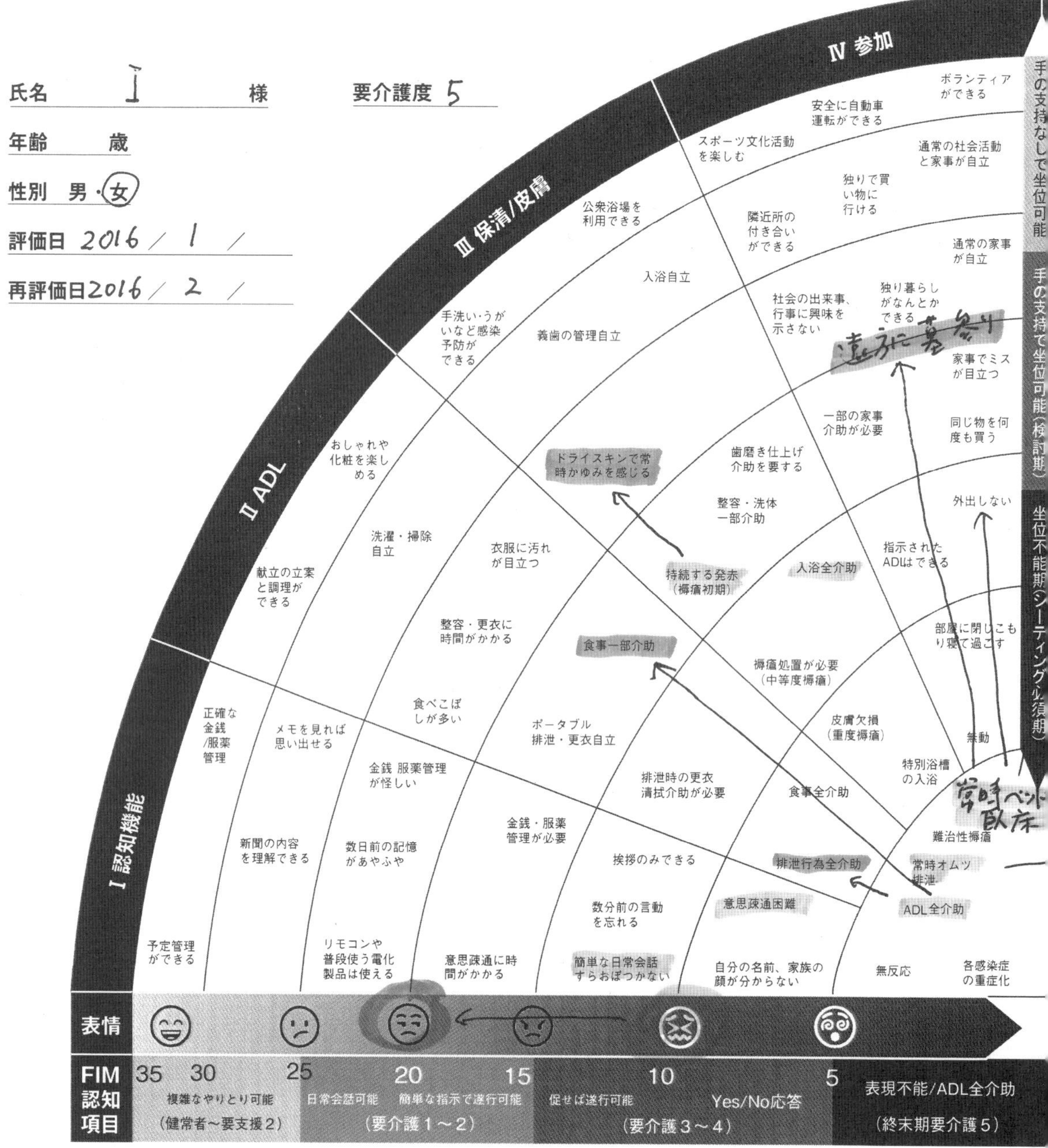

シーティング連携マトリクス　Ver.2021
氏名　I　様
要介護度 5
年齢　歳
性別　男・女
評価日 2016 / 1 /
再評価日 2016 / 2 /
Ⅳ 参加
Ⅲ 保清/皮膚
Ⅱ ADL
Ⅰ 認知機能
手の支持なしで坐位可能
手の支持で坐位可能(検討期)
坐位不能期(シーティング必須期)
ボランティアができる
安全に自動車運転ができる
スポーツ文化活動を楽しむ
通常の社会活動と家事が自立
独りで買い物に行ける
隣近所の付き合いができる
通常の家事が自立
公衆浴場を利用できる
入浴自立
社会の出来事、行事に興味を示さない
独り暮らしがなんとかできる
遠方に墓参り
家事でミスが目立つ
手洗い・うがいなど感染予防ができる
義歯の管理自立
一部の家事介助が必要
同じ物を何度も買う
おしゃれや化粧を楽しめる
ドライスキンで常時かゆみを感じる
歯磨き仕上げ介助を要する
整容・洗体一部介助
外出しない
洗濯・掃除自立
衣服に汚れが目立つ
持続する発赤(褥瘡初期)
入浴全介助
指示されたADLはできる
献立の立案と調理ができる
整容・更衣に時間がかかる
食事一部介助
部屋に閉じこもり寝て過ごす
褥瘡処置が必要(中等度褥瘡)
正確な金銭/服薬管理
メモを見れば思い出せる
食べこぼしが多い
ポータブル排泄・更衣自立
皮膚欠損(重度褥瘡)
無動
金銭 服薬管理が怪しい
排泄時の更衣清拭介助が必要
食事全介助
特別浴槽の入浴
常時ベッド臥床
新聞の内容を理解できる
数日前の記憶があやふや
金銭・服薬管理が必要
難治性褥瘡
挨拶のみできる
排泄行為全介助
常時オムツ排泄
数分前の言動を忘れる
意思疎通困難
ADL全介助
予定管理ができる
リモコンや普段使う電化製品は使える
意思疎通に時間がかかる
簡単な日常会話すらおぼつかない
自分の名前、家族の顔が分からない
無反応
各感染症の重症化
表情
FIM認知項目
35 30 25 20 15 10 5
複雑なやりとり可能
(健常者～要支援2)
日常会話可能　簡単な指示で遂行可能
(要介護1～2)
促せば遂行可能　Yes/No応答
(要介護3～4)
表現不能/ADL全介助
(終末期要介護5)

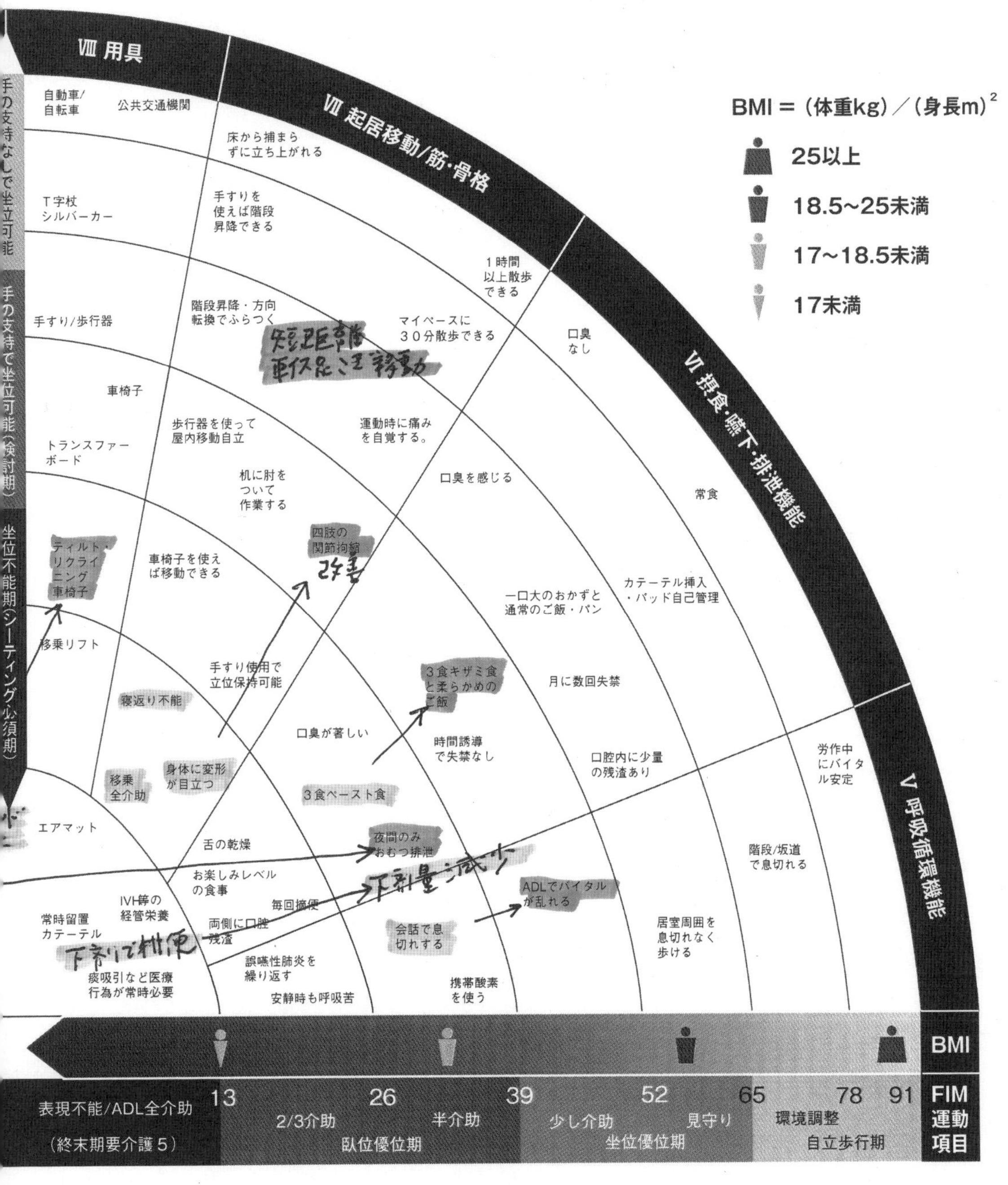
Ⅷ 用具
Ⅶ 起居移動/筋・骨格
Ⅵ 摂食・嚥下・排泄機能
Ⅴ 呼吸循環機能
BMI＝（体重kg）／（身長m）²
25以上
18.5~25未満
17~18.5未満
17未満
手の支持なしで坐立可能
手の支持で坐位可能（検討期）
坐位不能期（シーティング必須期）
自動車/自転車
公共交通機関
T字杖
シルバーカー
手すり/歩行器
車椅子
トランスファーボード
ティルト・リクライニング車椅子
移乗リフト
エアマット
床から捕まらずに立ち上がれる
手すりを使えば階段昇降できる
階段昇降・方向転換でふらつく
歩行器を使って屋内移動自立
車椅子を使えば移動できる
手すり使用で立位保持可能
寝返り不能
移乗全介助
身体に変形が目立つ
机に肘をついて作業する
四肢の関節拘縮
1時間以上散歩できる
マイペースに30分散歩できる
運動時に痛みを自覚する。
口臭なし
口臭を感じる
口臭が著しい
常食
カテーテル挿入・パッド自己管理
一口大のおかずと通常のご飯・パン
3食キザミ食と柔らかめのご飯
月に数回失禁
時間誘導で失禁なし
3食ペースト食
夜間のみおむつ排泄
舌の乾燥
お楽しみレベルの食事
IVH等の経管栄養
常時留置カテーテル
毎回摘便
両側に口腔残渣
誤嚥性肺炎を繰り返す
痰吸引など医療行為が常時必要
安静時も呼吸苦
口腔内に少量の残渣あり
労作中にバイタル安定
階段/坂道で息切れる
ADLでバイタルが乱れる
会話で息切れする
居室周囲を息切れなく歩ける
携帯酸素を使う
BMI
13
26
39
52
65
78
91
FIM運動項目
表現不能/ADL全介助
（終末期要介護５）
2/3介助
半介助
臥位優位期
少し介助
見守り
坐位優位期
環境調整
自立歩行期

しかし、Ｉさんはすぐにタオルを取り除いてしまいます。周囲に人の気配があると、穏やかに過ごされるので、車いす上で長時間過ごせるように、家族にティルト･リクライニング車いす（モデラートＳ）を提案し、購入していただきました。

○対応方法

モデラートＳは、バックサポ―トの中間部の角度を変えることができるので、Ｉさんの円背の状態に合わせることができ、骨盤の支持ができるようになりました。それによって体幹が安定しました（図表3-40）。

すると瞬間的に表情が改善され、食事でむせることもなくなりました。上肢が使いやすくなったことで、ご自分で食事できるようになりました。また便秘が改善し、下剤なしで３～４日に一度の排便をトイレで行えるようになりました。関節の拘縮も改善されました。

○結果

盛岡への長時間の車移動は、このティルトとリクライニング機能のある車椅子に乗ったままで快適に過ごされたそうです。

盛岡でお墓参りのさい、砂利道をモデラートで足こぎして走り抜けたそうです。また、映画館などへもご家族と一緒に行かれたとか。

ご家族からの希望である、「盛岡行き」「自力の食事摂取の継続」と、施設側の狙(ねら)いである「拘縮予防」「褥瘡予防」「快便」のすべてが達成できました。

適切なシーティングで家族と沢山の物語を作る事ができ、心肺機能、消化機能、嚥下機能の低下を予防し、拘縮も進行抑制できました。

2017年前半にはむせ込みが増え、食事形態をペーストに変更しましたが、熱発が増加。家族の希望で、胃ろうを造設することになり、他施設へ移動され、３か月後にご逝去されました。われわれのグループホームを退居する日まで、穏やかな笑顔を見せてくださいました。 マトリクス上での変化は前項の通りです。

４．看取りでのシーティング

看取りと物語づくり

筆者は20年以上介護現場に従事した経験から、ここでは看取りとシーティングについて焦点をしぼって述べます。ここで筆者がいう「看取り」とは、医学的なものでも保険適応の観点でもなく、「出会った人の終焉(しゅうえん)に向けたプロセスとその着地点」といった利用者と家族の視点から見た主観的なものです。

出合った高齢の方が「主演俳優」、ご家族が「助演俳優」で、われわれ介護職は、舞台裏で働く「衣装係」だったり、「照明係」だったり、その人の最終舞台に向けての演出を行うといったイメージです。脚本は利用者の状態変化に合わせ本人＋家族＋施設職員で作り上げます。観客は少ないのですが、最後の物語をよりよいものにしたい、という家族と施設職員のお互いの気もちがあるだけです。そう感じたところから看取りがはじまります。

「生きているゾ」という実感はいつ持つか

高齢になり、虚弱になってくると、「幸せだな」「気持ちいいな」と感じられるような、「生きているゾ」という実感が少なくなると思います。

われわれが日々無意識に行っている「排泄」「入浴」「眠り」「食事」が一つひとつ大切な行事になります。

排泄は、「出た後に不安が安心に変わる幸せ」があるといわれます。入浴は、「きれいになった、気持ちがいいな」という感覚を持っていただけるようにしたい。よい眠りは深い安心感につながります。とくに、食事は「おいしさ」だけではなく、一日の大きな楽しみの一つです。これらの４つは虚弱な高齢者の日常の中で実感できる「生きているゾ」の要素です。お一人おひとりの生活を考えていく際、この４つをできれば最後の日まで、できるだけ自然な形で継続していただきたいと考えます。

シーティングは、この４つすべてに関わりますが、とくに「排泄」と「食事」には直接的に関係します。

排泄について

排便が自然に行えるようにするために、介護職員は、水分補給、ぜん動運動の促し、坐ってふんばるのアプローチを行います。

シーティングで坐位姿勢を整えると、胸、お腹が開きますから、ぜん動運動が行われやすくなります。長時間の坐位で腹筋も強まり、トイレへ移乗してふんばることが、最期のギリギリまで可能になります。トイレで排泄できていると臀部から陰部の皮膚トラブルは格段に減少します。

自分で排便できることのすごさ、すばらしさは、そうでなくなったときにしか理解できませんが、人は最後まで尊厳を保ちながら生きたいと思っています。もしかしたら、排泄の自立は食事以上に「生きているゾ」という実感につながっているかもしれません。

食事について

水分をむせずに飲むためには、顎を引いて坐り、自分のタイミングでゴクンと飲み込む必要があります。そうでないと誤嚥しやすくなり、虚弱化とともに誤嚥性肺炎の危険が大きくなります。

いろいろな施設を見学させていただきましたが、残念なことに、多くの入居者が食事時に正しい姿勢で車いすや椅子に坐っておらず、背を大きく丸めて顎を突き出し、顎が上がった状態で食事介助をされています。これでは、むせさせてしまいます。

嚥下障害がなければ、食事時には、首を突き出すのではなく、上半身全体を前に傾ける姿勢で食べることで、ご自分のタイミングで飲み込むことができます。背を丸める状態（脊柱のＣ字カーブ）で、顎をあげて食事すると、ご自分の意思で飲み込む前に、重力で勝手に喉の奥へ食べ物が入ってしまい、誤嚥してしまいます。

筆者の勤めるグループホームで、シーティングを取り入れてから、若年の進行性難病などでないかぎり、ほとんど胃ろうやIVHで最期を迎える人がいなくなりました。誤嚥性肺炎も大きく減少し、ご本人にとっても介護職員にとってもストレス軽減に役立っています。またシーティングで体幹が安定し食事の自力摂取ができるようになる方もいらっしゃいます。これはある意味で「ごちそう」以上のものです。

拘縮予防

しっかりとフィッティングされた車椅子であれば、全身がリラックスし、筋肉に余計な負荷がかからず、関節の拘縮予防ができます。寝たきり状態が長いと、太ももの裏側の筋肉（ハムストリングス）が萎縮して短くなり、下腿（かたい）が腰側に引っ張られて膝が持ち上がり、その姿勢で拘縮します。そこでできた膝の「塔」が重力によって倒れると、体幹と脚のねじれが起こることで筋肉にムリな負荷がかかり、さらなる筋緊張、拘縮だけではなく血行も阻害されます。

シーティングしたうえで、臥床時に自然な姿勢がとれるようにケアすること（たとえば、膝の下にクッションを入れるなど）で、筋肉が弛緩し、心地よい眠りが提供できます。

また、亡くなられたとき、膝が立った状態では、納棺の際、膝が邪魔して棺の蓋が閉まらず、脚の骨を砕くことがあります。人間の尊厳は亡くなられたあとにも残るので、とくに家族や会葬者が本人を囲んで悼んでいるとき、こういう光景はなるべく避けたいものです。

シーティングで物語がふくらむ

ティルト･リクライニング車椅子を活用して、食事時などでは少し前傾姿勢にし、休憩時は体幹を後ろに傾けて過ごしていただくなど、生活シーンによって重心を移動させます。そのように坐骨、仙骨などへの荷重を２時間おきくらいに替えることで、褥瘡防止にもなり、本人も長時間の坐位が楽になります。坐位時間をなるべく長くして、食堂などで過ごすことができれば、職員も声を掛けやすいですし、仲の良い利用者も声をかけてくださいます。体調によっては亡くなる直前まで外出することもできます。

シーティングをすることで、亡くなる当日や前日まで車いすに坐り、見慣れた景色の中で、人に囲まれ、好きなものを口に入れ、排泄をしっかり行える可能性が格段に高まります。そういう入居者を多く見てきました。

亡くなられて、ご家族からの依頼があれば、そのままお別れ会をご家族、ご利用者様、職員で行います（献花、焼香、お棺入れ等）。

シーティングは、ご高齢のかたが、虚弱になり、他者から看取られる時期にいたっても、心の養いに大きな力を発揮できると思います。もちろん、介護スタッフも介護量が軽減します。

さらに、本書で紹介するマトリクスを使うことで、一人ひとりの利用者さんの全体像を把握し、ストロングポイントが見えやすくなります。すると、利用者さんと家族、介護職員の間で、「あれをしよう」「これもできるのではないか」という「物語づくり」がふくらみます。

看取りは十人十色で、一つとして同じ着地点はありません。プロ野球のイチローの言葉を借りるなら、「記録ではなく記憶に残る物語づくり」が大切です。シーティングは、舞台を華やかにする大道具の一つかもしれません。

「シーティング＋水分」の大切さ

シーティングは、ご本人に「良い姿勢」をとっていただくことですが、前述のように、「良い姿勢」とは、生活シーンごとに異なります。シーティングは食事、排泄、入浴、休憩などを安全、安心に最適化する手段です。

本来、シーティングにあまり関係がなさそうな水分摂取も、極めて重要なシーティングの目的の一つです。水分摂取は、最低限の健康維持のために最重要なものの一つですが、体幹が起きている（体幹が垂直に近い）状態と、いわゆる「寝たきり」の水平状態では、水分摂取へのご本人の意識も、摂取後の身体への吸収･排泄の方法も異なります。

水分摂取の重要性はいまさら書くまでもありませんが、実際、難しい介護の一つと思っています。

赤ん坊の体重の９割は水分です。身体の水分量は、成長、加齢とともに減少し、高齢者の場合、60％ほどになります（正確には重量比 72 ～ 75％という医学的エビデンスがあるようです）。体内の水分が 10％以上減ると、脱水症状となり発熱などさまざまな症状を起こし、重症化すると死に至ります。一般的に人が毎日摂取すべき水分量の目安は、「体重× 30ml」とされます。低活動の高齢者の場合でも、1000 ～ 1500ml は必要です。

もちろん摂取した水分は身体で利用され、毎日ほぼ同量が排泄されます。体内に必要十分な水分が維持されていることで、脱水症状を予防できるだけではなく、排便がスムーズに行われ、便の状態がよいことが確認されています。

難しいのはご利用者に無理なく水分をとっていただく方法です。「のどが渇く」という感覚は水分摂取のタイミングとしては「遅い」といわれます。ですから、のどが乾かない、つまり水分を摂りたくないときに飲んでいただく必要があります。高齢の方はトイレ回数を減らしたいなど、水分摂取にはさまざまな心理的な抵抗がありますから、ますます困難になります。以下に、われわれの事業所で行っている方法を紹介します。

図表 3-41　予算を決め、さまざまな種類の水分を用意

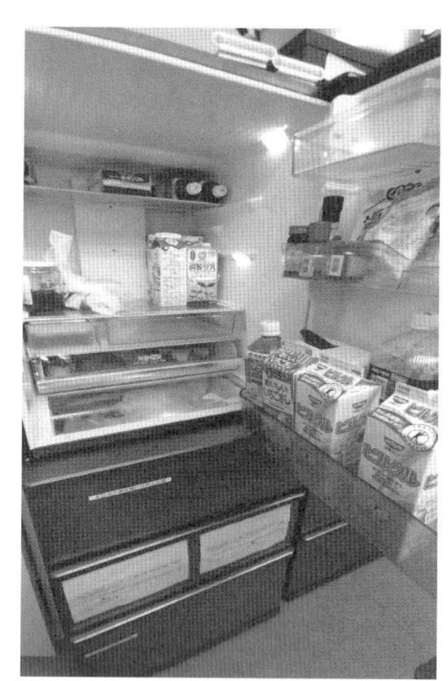

毎日のルーティーン

まず予算内で、さまざまな種類の水分を用意します（図表 3-41）。基本的には、水や白湯、お茶など糖質のないものが理想です。とくに人工甘味料は、砂糖以上に身体への負荷が大きいので、できれば避けます。

ご利用者には個別のコップを所持していただき、コップに 150ml などの目安量を示し、水分摂取をご自身でもなるべく意識していただくようにします（図表 3-42）。

図表 3-42　個別のコップに、目安水分を貼付

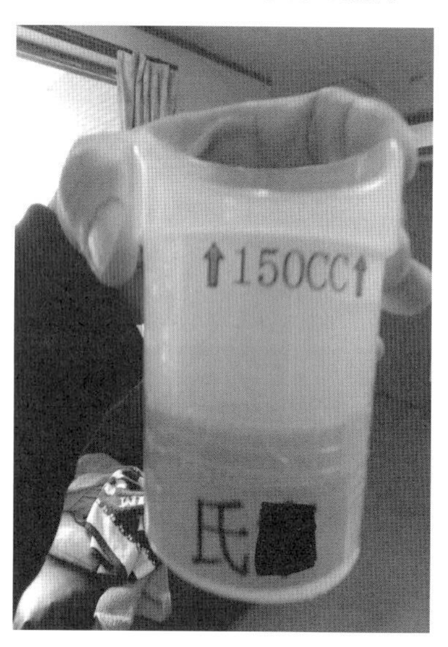

「業務日誌」には、個別の入居者のそれぞれの時間の水分摂取量の目安を印刷しておきます（図表 3-43）。その上に、実績値を書き込むようにします。このチェックリストで、職員は２つのことを自覚することになります。つまり、入居者に、水分を飲んでいただくチャンスはそう多くないこと、また、１回のチャンスに 150 〜 200ml 飲んでいただけないと、1500ml/ 日に届かないことです。水分摂取は、食事の「おまけ」ではありません。

水分摂取を管理することで、ある程度の健康状態が見えてきます。そのため、一週間の食事の状態を表す「IN-OUT バランス（摂取―排泄バランス）表」に、摂取した水分量を記録します（図表 3-43）。

食堂にはその利用者さんにあったさまざまな高さの机と椅子があり、必要に応じて足を切り調整しています。したがって高級家具は納入していません。

図表 3-43　誰がいつ何を何 ml 摂取できるかを示し、その上に実績を記入す

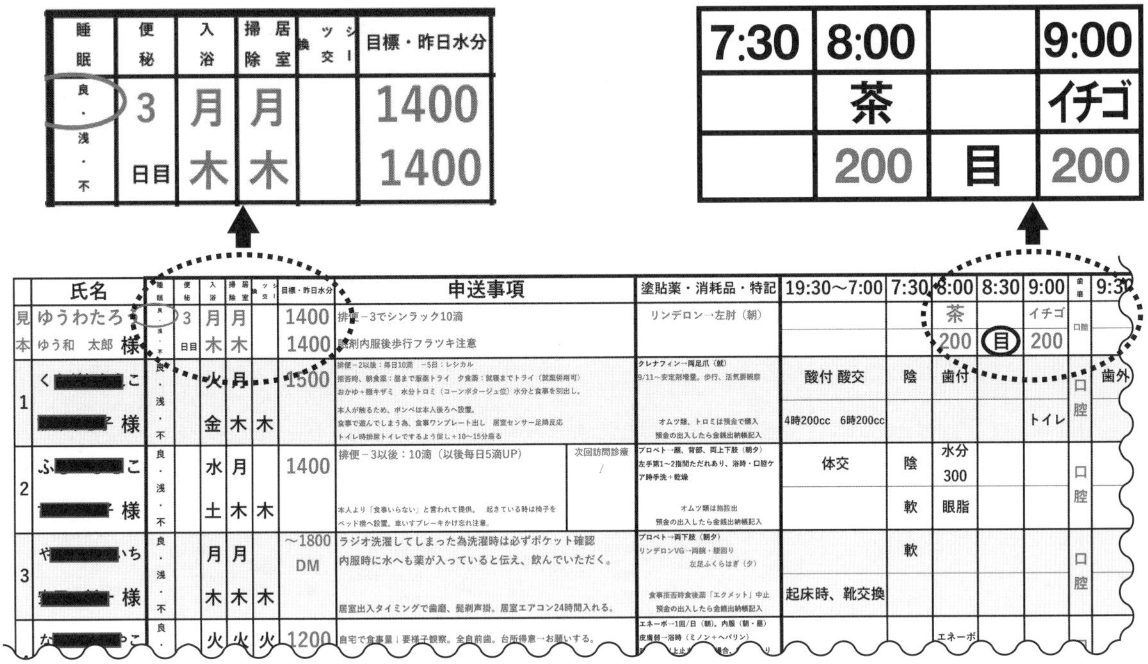

睡眠	便秘	入浴	掃除・居室	シーツ交換	目標・昨日水分
良・浅・不	3	月	月		1400
	日目	木	木		1400

7:30	8:00		9:00
	茶		イチゴ
	200	目	200

	氏名	睡眠	便秘	入浴	掃除・居室	シーツ交換	目標・昨日水分	申送事項	塗貼薬・消耗品・特記	19:30〜7:00	7:30	8:00	8:30	9:00	歯磨	9:30
見	ゆうわたろう	良・浅・不	3	月	月		1400	排便－3でシンラック10滴	リンデロン→左肘（朝）			茶		イチゴ	口腔	
本	ゆう和　太郎 様		日目	木	木		1400	眠剤内服後歩行フラツキ注意				200	目	200		
1	く　こ	良・浅・不		火	月		1500	排便－2以後：毎日10滴　－5日：レシカル 拒否時、朝食薬：昼まで服薬トライ　夕食薬：就寝までトライ（就薬併用可） おかゆ＋極キザミ　水分トロミ（コーンポタージュ位）水分と食事を別出し。 本人が触るため、ボンベは本人後ろへ設置。 食事で遊んでしまう為、食事ワンプレート出し　居室センサー足踏反応 トイレ時排尿トイレでするよう促し＋10〜15分座る	クレナフィン→両足爪（就） 9/11〜安定剤増量。歩行、活気要観察	酸付 酸交	陰	歯付			口腔	歯外
	子 様			金	木	木			オムツ類、トロミは預金で購入 預金の出入したら金銭出納帳記入	4時200cc　6時200cc				トイレ		
2	ふ　こ	良・浅・不		水	月		1400	排便－3以後：10滴（以後毎日5滴UP） 次回訪問診療 /	プロペト→顔、背部、両上下肢（朝夕） 左手第1〜2指間ただれあり、浴時・口腔ケア時手洗＋乾燥	体交	陰	水分 300			口腔	
	子 様			土	木	木		本人より「食事いらない」と言われて提供。　起きている時は椅子をベッド横へ設置。車いすブレーキかけ忘れ注意。	オムツ類は施設出 預金の出入したら金銭出納帳記入		軟	眼脂				
3	や　いち	良・浅・不		月	月		〜1800 DM	ラジオ洗濯してしまった為洗濯時は必ずポケット確認 内服時に水へも薬が入っていると伝え、飲んでいただく。	プロペト→両下肢（朝夕） リンデロンVG→両腋・腰回り 左足ふくらはぎ（夕）		軟				口腔	
	様			木	木	木		居室出入タイミングで歯磨、髭剃声掛。居室エアコン24時間入れる。	食事拒否時食後薬「エクメット」中止 預金の出入したら金銭出納帳記入	起床時、靴交換						
	な　こ	良・		火	火	火	1200	自宅で食事量↓要様子観察。全自前歯。台所得意→お願いする。	エネーボ→1回/日（朝）。内服（朝・昼） 皮膚弱→浴時（ミノン＋ヘパリン）			エネーボ				

排便・排尿をうながす

朝食前に牛乳か冷たい水を１杯飲んでいただき、朝食後、副交感神経優位で腸が動き始める場面で、トイレ誘導を行い、トイレで踏ん張る習慣をもっていただくことが大切です。これによって、便秘予防だけではなく、浣腸や摘便がなくなり、オムツでの便失禁も減少させることができます。

介護職員の中には、医師・看護師に、「○○さん、便秘４日目です、ピコソルファートを 10 滴で良いでしょうか」と便秘対策を終えてしまう方が散見されます。しかし、薬の処方を決めるのは医療職の仕事であるように、介護職の仕事は、水分量の確保、トイレ誘導、排便方法、排泄物チェックによって便秘対策、排便促進を行うことではないでしょうか。時間と手間がかかることではありますが、薬でムリヤリ排便するよりも、身体への負荷は、はるかに小さいと思います。

図表３-44　食事、インアウトバランス表
個別の週間記録に、排便や食事量、水分量などを記載することで、健康状態の時間推移をチェック。ケアプラン作成の材料や家族説明の根拠とします。

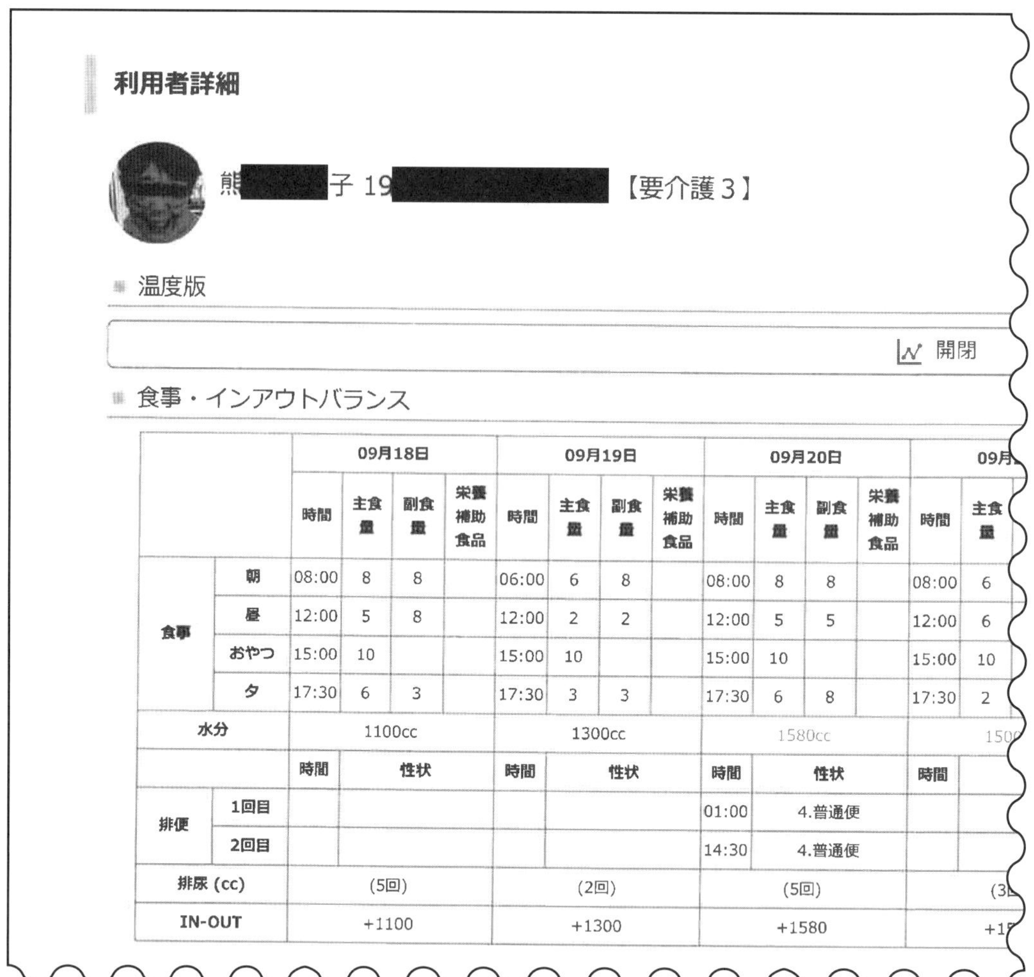

利用者詳細

熊[illegible]子 19[illegible]【要介護３】

温度版

開閉

食事・インアウトバランス

		09月18日				09月19日				09月20日				09月	
		時間	主食量	副食量	栄養補助食品	時間	主食量	副食量	栄養補助食品	時間	主食量	副食量	栄養補助食品	時間	主食量
食事	朝	08:00	8	8		06:00	6	8		08:00	8	8		08:00	6
	昼	12:00	5	8		12:00	2	2		12:00	5	5		12:00	6
	おやつ	15:00	10			15:00	10			15:00	10			15:00	10
	夕	17:30	6	3		17:30	3	3		17:30	6	8		17:30	2
水分		1100cc				1300cc				1580cc				150	
		時間	性状			時間	性状			時間	性状			時間	
排便	1回目									01:00	4.普通便				
	2回目									14:30	4.普通便				
排尿 (cc)		(5回)				(2回)				(5回)				(3	
IN-OUT		+1100				+1300				+1580				+1	

（以上　亀井）

第4章
シーティングの実際
―用具の選び方と使い方

光野有次

シーティングを行ううえでの基本的な知識と、
実際のシーティング方法を解説します。
人の生活は、寝る、立つ、坐るから成り立ちますが、
車椅子と椅子は、「坐り」を整える道具であり、
坐り方によって人の生活の質が変わります。

車椅子の基本知識

車椅子は、坐るための椅子の機能と移動のための機能が複合した用具です。いくつかの種類があり、目的に応じて選択することになります。身体に適合させるために特別にオーダーすることもあります。

病室から診察室まで、あるいは寝室から駐車場までなど、短時間の使用であれば、さほど問題は生じませんが、脊髄損傷などによって自力歩行できなくなった人にとって、車椅子は体の一部になります。朝、ベッドから起き、夜、ベッドに戻るまで、起きている時間の大半を車椅子で過ごすことになると、その車椅子によってつくられる姿勢が原因となって、二次障害を引き起こすことも少なくありません。

また高齢者に多いのですが、脳血管障害などによって自力で立ち上がれなくなくなったときに適切な椅子や車椅子がなければ、ベッドでの生活が中心になってしまいます。病院や高齢者施設では、備品の車椅子を利用せざるを得ず、その車椅子が体に合っていなければ、やはり二次障害を起こす可能性があります。

椅子の歴史の浅いわが国では、「普通型」と呼ばれる車椅子が普及しています。車椅子は、単に移動機能だけではなく、食事や団らんの場面でも使われ、さまざまな役割を持たされています。本来なら坐りの「快適さ」を求められるべきですが、坐位姿勢が崩れていくのは、本人の身体状態のせいとされ、車椅子の側に問題があることが余り知られていません。ここでは車椅子の説明だけでなく、快適な坐位を実現するための方法（シーティング）についても、その実際を述べます。

標準型車椅子の歴史

病院や施設、デパート、空港などでよく見かける車椅子は、1940年代前半に米国で開発されたもので、すでに80年近く昔のものです（図表4-1）。「普通型」「標準型」「JIS型」「1945年型」などとも呼ばれます。もともとは怪我や病気で歩けない人を安全に「搬送」することを目的に、大量生産されたものです。

欧米では第二次世界大戦後、この車椅子が販売されるや、折りたたんで車のトランクに積み、目的地に着いたらさっと開いて使うという利便性と価格の安さが受け、またたく間に普及しました。この車椅子の坐り心地は、キャンプ用の簡易椅子と同じです。

しかし、1970年代後半になると、車椅子ユーザーは、より積極的な生活を営むようになります。車椅子を車に自分で収納し、自分で車を運転して、目的地に向かう光景がふつうにみられるようになりました。

ところが、日本では、普通型車椅子が使われはじめるのが、米国より約20年遅れて、ようやく東京パラリンピック（1964年）以降です。当時の主な車椅子ユーザーは脊髄損

図表 4-1 普通型車椅子（左）。車輪をとったらキャンプの椅子（右）

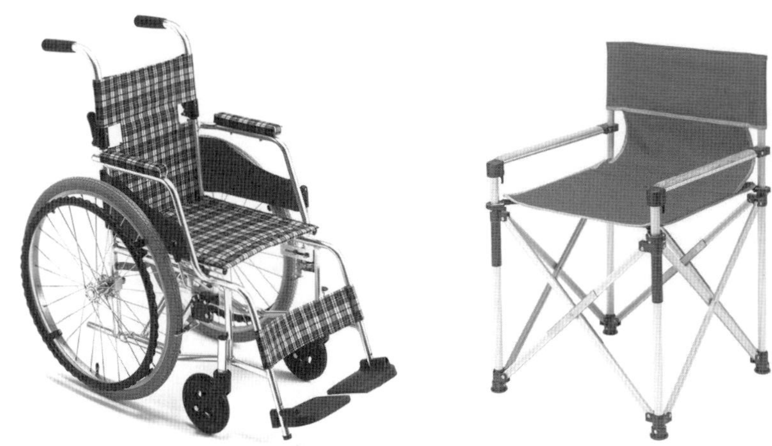

傷の人です。高齢者施設で車椅子ユーザーが見られるようになったのは、80 年代以降です。

89 年に（旧）厚生省は「寝たきり老人ゼロ作戦」を提唱しました。これによってベッドから車椅子に移乗してホールや食堂で食事をとるなど、「離床」が奨励され、車椅子は日常的なケアの場面で見られるようになりました。しかし、この車椅子は、あくまでも「搬送用」であり、日常的に坐るには適していません。

標準型車椅子の問題点

「標準型車椅子」の多くは、スリングシート（枠に布を張った吊り型シート）で、お尻が沈みこんだまま固定されるので、血行が妨げられます。また、米国人の標準に合わせて設計されているため、高さも左右幅も高齢の日本人にはサイズが合わず、車椅子上で左右前後に体を傾けて坐っている人が少なくありません。

標準型車椅子の基本サイズは、「座面幅 40cm、座面奥行 40cm、座面の高さ 47.5cm」です。最近は座面の低いもの（45cm）も見られますが、座面の奥行が 40cmあると、小柄な人には長すぎて腰がバックサポートまで届きません。

椅子に長時間坐るには、正座のときのように、体幹の重心が座面（シート）に落ちる必要があります。この状態は、骨盤が垂直に近い状態です。しかし、腰がバックサポートに届かなければ、バックサポートと腰の間に広いすきまができ、いわゆる「ずっこけ坐り」をしないと背中がバックサポートに届きません。この状態では、体幹の重心が座面の後ろに落ちて、骨盤の傾きが大きくなります。

「ずっこけ坐り」（「仙骨坐り」「滑り坐り」）は、座面奥行が長い場合だけではなく、わたしたちがソファにどっかりと腰を下ろしたときの状態です。背骨が丸くなり、内臓を狭い肋骨（ろっこつ）（胸郭（きょうかく））に押し込むような姿勢になります。この状態が長く続くと疲れるので（血行が悪くなり、呼吸筋が圧迫されて）、われわれは坐り直しをしますが、坐り直しができない人は、同じ状態では苦しいので、前方に体幹を滑らせていきます。これが「滑り坐り」といわれる理由です。

欧米で主流になっている車椅子は、「モジュール型」（「モジュラー」）と呼ばれ、座面の高さや大きさなど、さまざまなパーツが一人ひとりのユーザーの体型や生活スタイルに合わせて調整できるようになっています。モジュール型車椅子にさらに、さまざまな大きさや形態のクッションを組み合わせることで、「坐り」を適切なものにします。

しかし、日本の高齢者ケア施設ではクッションもあまり使われていません。ときどき座布団を使っているのを見かけますが、それらも生理学的に「質のよい坐り」を考えて使っているとは思えません。また場当たり的に座布団を使うと、坐っている間に崩れてしまい、かえって坐り崩れを起こす可能性があります。ドーナツ型の円座は、お尻を固定して血行を阻害し、褥瘡発症のリスクを高めますが、まだケア施設でよく使われています。日本リハビリテーション工学協会では使用を禁じています。

車椅子の改革

カナダで1976年に開催されたパラリンピックでは、車椅子の車輪を、前からみて「ハ」の字型にした車椅子が圧倒的な強みを発揮しました（図表4-2）。ハの字型の車輪の角度を「キャンパー角」といいます。これ以降、競技用の車椅子にキャンバー角を付けることが世界の常識になります。

モジュール型車椅子は、その人に合わせた調整ができるという以上に、普通型のものとは開発の考え方がまったく異なります。車椅子ユーザーは「保護を必要とする人」ではなく、いかに能動的にその人らしい主体的な生活を営めるかが焦点になりました。この視点から車椅子の世界的な開発競争が行われ、国際市場が形成されます。

普通型車椅子の場合、人が車椅子に合わせて生活するのですが、モジュール型車椅子は、それぞれの身体状況、生活スタイルに合わせて、その場でつくり替えができます。座高、バックサポート、アームサポート、フットサポートなどの部品をさまざまに調整することで、最大限身体を動かしやすく、その場に合わせた自然な坐位をとることができます。軽く頑丈で、ユーザーによっては階段を上り下りする人もいます。

図表 4-2 車輪が「ハ」の字型になることで安定性だけではなく旋回性能もアップ

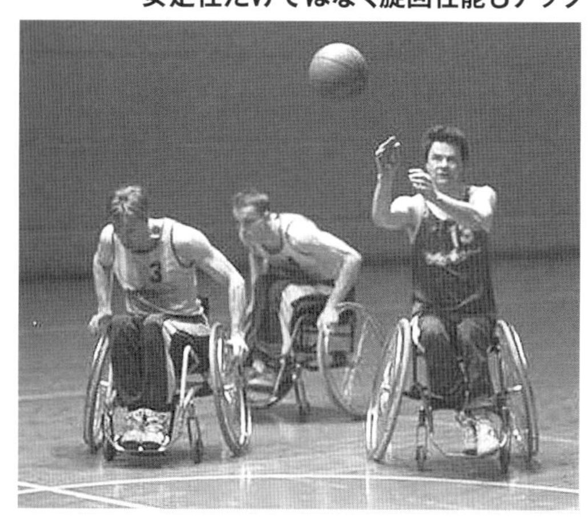

日常使う車椅子の種類

車椅子にはさまざまな種類があります。

図表 4-3 補助クッション（ノビット・システム）

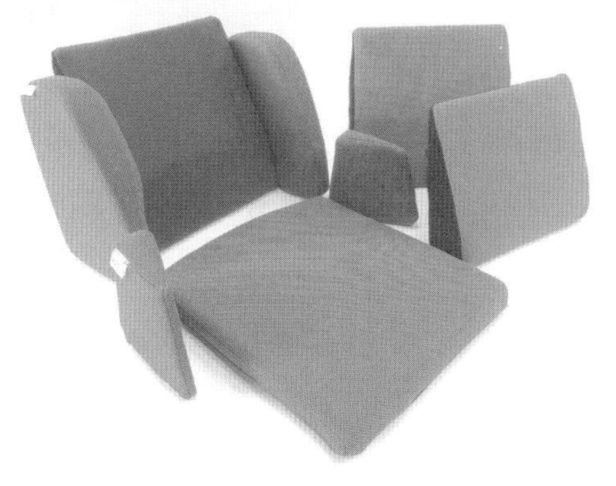

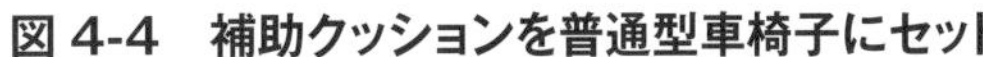

図 4-4　補助クッションを普通型車椅子にセット

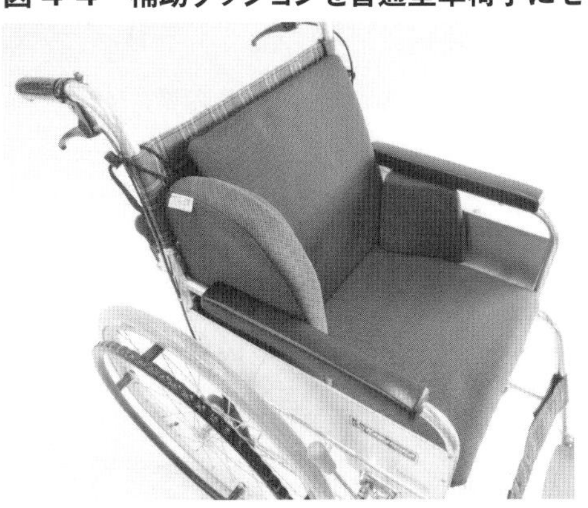

手で駆動するものが主流ですが、足で漕ぐタイプの車椅子もあれば電動のものもあります。子ども用、成人用、高齢者用など年齢で分ける場合もあります。厚生労働省の制度（補装具支給制度など）に基づく分類もあり、工業製品として日本工業規格（JIS）による分類もあります。ここではふだんよく見かける車椅子を紹介します。

レディーメイド（標準型車椅子）

大量生産され、ホームセンターなどで安価に販売されているもので、以前はほとんどがスチール製で「普通型」「標準型」などと呼ばれています。

最近は、軽量のアルミ製車椅子が安価に出回るようになりました。ネットで購入することもできます。しかし、車椅子はユーザーの体格や使い方、使用環境などによって選択されるべきです。

また、フットサポート（足台）の高さ以外の調整ができないので、あらかじめ設定されてある既製品の車椅子の中からもっとも利用者にあったものを選択することになります。この場合、体幹の変形が著しい場合などには適合が困難ですが、クッションやパッドなどを用いて調整します（図表 4-3、4-4）。シーティング技術を駆使することで、ある程度の対応ができます（図表 4-5）。

図表 4-5 標準型車椅子を補助クッションで対応する

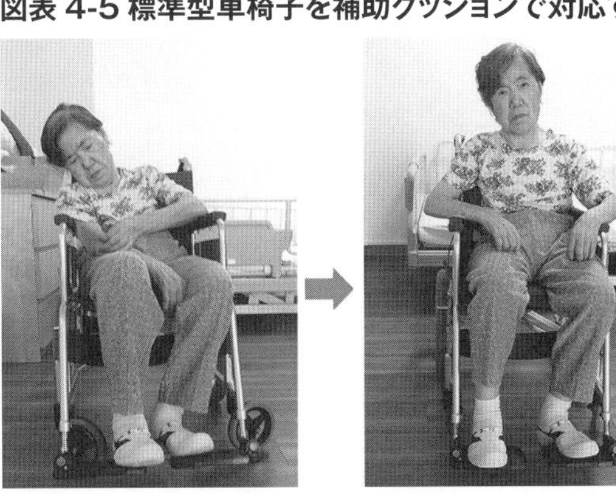

オーダーメイド車椅子

身体寸法（手足の長さ、体の幅など）や使用目的などを考慮して、メーカーで受注生産されるものは「オーダーメイド車椅子」と呼ばれます。身体障害者手帳が必要で、医師の意見書や更生相談所の判定が必要になりますが、補装具支給制度を利用すれば１割の負担で入手できます。

標準型と比べて価格も高く、完成までの期間も長くなりますが、本人の身体の状態に合わせて製作されるため、生活の質（QOL）の向上が得られます。

ただし、一度つくられたものは変更が利きにくいので、子どものように体格の変化がある場合や、症状の進行、拘縮や変形などが進むことが予測される場合は、次に説明する「モジュール型（部品交換可能型）」の車椅子が便利です。

オーダーメイド車椅子の製作は、医師の処方を得て、メーカーのエンジニアが、理学療法士（PT）・作業療法士（OT）の助言を受けながら行います。座面の高さ、バックレスト（バックサポート）の角度など調整ができない部分については身体の変化に適応できません。補装具支給制度で作り直しの必要がある場合は必ず医師の意見書が必要です。

モジュール型（部品交換可能型）

モジュール型車椅子は、ＰＴやＯＴなどでシーティングがわかるセラピストと車椅子エンジニア（シーティングエンジニアやリハエンジニア）が、あらかじめ想定したユーザーに適合するように企画・設計されたもので、部品の交換やさまざまな部位の調整ができる車椅子です（図表4-6）。

モジュール型は、利用できるパーツの中からユーザーの体格や好みに合うものを選び、調整しながら完成させます（図表4-7）。

ほとんどのパーツがボルトなどで組み付けられているため、体型の変化や関節の拘縮、骨格の変形などが起こっても対応しやすいというメリットがあります。現場で調整、仕様の変更が可能なものもあり、ユーザー自身が調整することやメンテナンスも容易です。

「モジュール型車椅子」は、車輪サイズ、車輪の車軸位置、座面幅・奥行・傾き、レッグサポー

図表 4-6 活動的なユーザーのために開発されたモジュール型車椅子（スウェーデンのパンテーラ社製）

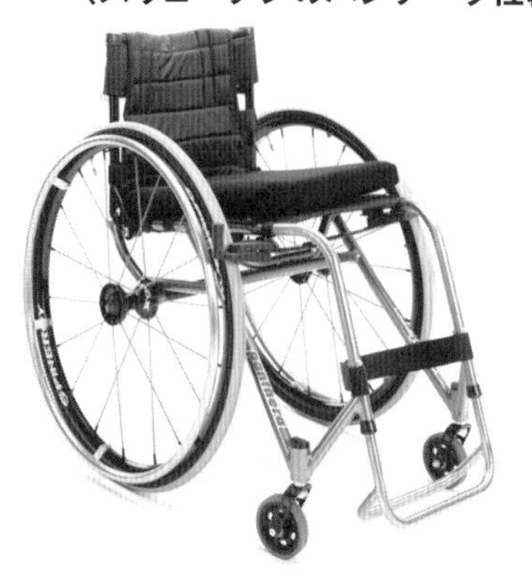

図表 4-7 組み立てる前の状態

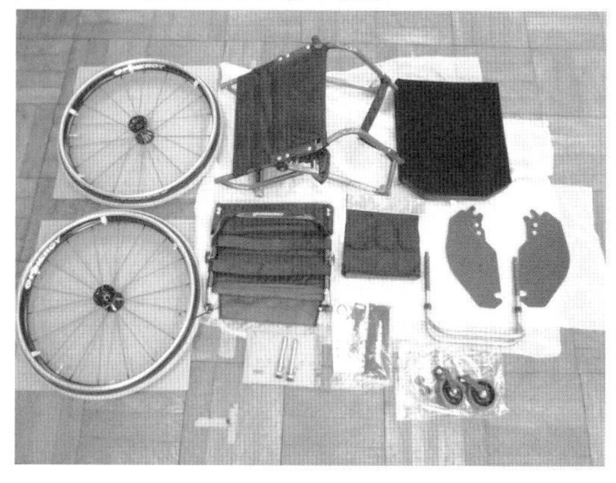

ト、アームサポートなどの高さ・位置・角度・形状など、ほとんどのパーツが調整可能です。事前に座面の幅・奥行、バックサポート高など基本フレームを選択するものもあります。車輪サイズ・車軸位置など限られた部分のみが調整可能な「簡易モジュール型」もあります。モジュール型車椅子の場合も補装具支給制度では「オーダーメイド車椅子」に分類されます。

ティルト・リクライニング型（多くは介助型）

坐位で、首が安定しない場合は、頭部が前に倒れないように、バックサポートをリクライニングさせます。この機構があるものを「リクライニング型」車椅子と呼びます。高いバックサポートに、さらにヘッドサポート（ヘッドレスト）を付けて頭部を安定させます。

しかし、バックサポートを傾斜させただけでは、滑り台に坐ったように、体幹の重さで体幹が前方に滑り出す力が働き、その力を坐骨が受けとめるため、坐骨周辺に褥瘡をつくりやすくします。ギャッチベッドで背上げしたときも同じ原理で、体幹の重さで、坐骨に「ずれ応力」（ずれ力に対抗する力）が働き、坐骨周囲の血行を阻害します。そこで、座面の前端を少し上にはね上げます（図表４－８上図）。これを「ティルト」（英語で「傾斜」の意味）と呼びます。

しかし、傾斜（ティルト）の角度が固定されると、背中、腰、脚などの同じ部分に圧がかかりやすくなり、やはり血行が阻害されます。たとえば、わたしたちが、背の高い椅子に坐って足をぶらぶらさせた状態が長く続くと、脚部の裏側にあるハムストリングスという筋肉群の血行が阻害され、不快感を覚え、足台に足をかけたり立ち上がったりします。わたしたちは常に坐り直しをして、圧を分散させ血行をもとに戻しますが、それができない人は、血行の滞留を招きます。

そこで、バックサポートと座面を一体的に傾斜させ、重力と体幹の重さを、背中に広く分散して、圧の位置を移動させる必要があります。

このシステムを「ティルト機構」といいます（図表4-8下図）。

バックサポートと一体的なティルトが可能な車椅子を「ティルト型車椅子」と呼びます。しかし、ティルト型車椅子は、座面とバックサポートの角度は変わらないので姿勢は変

図表 4-8 図は背座角が調節できるリクライニング機構。下図はティルト機構。座席全体の角度は変えられるが、背座角は一定。

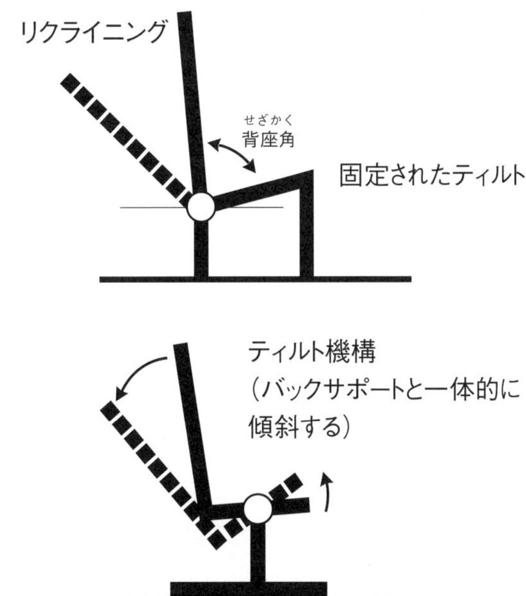

わりません。ですから利用者にとって必ずしも安楽な姿勢になるわけではありません。

そこで、背坐角を変えられるリクライニング機構と、ティルト角を変えられるティルト機構が同時に行えれば、リラックスもできるし、テーブルに向かって食事もできます。このような車椅子を「ティルト・リクライニング型」車椅子といいます。

フルリクライニング車椅子は危ない

介助用として使われる「フルリクライニング型」車椅子は、「フルリク」とも呼ばれ、日本で開発されたものです。座面（シート）角はそのままで、バックサポートだけが水平に近い状態まで倒れ、利用者が寝ることも想定されています。椅子の文化が長い欧米では決して見かけることのないものです。椅子の文化がなかったために生まれたものとも言えます。

バックサポートを倒せばそのまま居眠りもでき、おむつの交換もできますから、普通型車椅子に坐れない高齢者や重度障害のある人の車椅子として病院や施設で重宝がられ、爆発的に普及しました。

一見便利そうですが、実際に自分で使ってみると、ベッドとしてはもちろん、椅子としても、あまり快適なものではありません。短時間の居眠りやおむつ交換などで使われているのであれば、さほど問題はありません。しかし、ティルトがないので、坐位からバックサポートを少しずつ倒していくと、ある角度でお尻が前に滑り出します。実験の結果、背座角が 120 度を超えるあたりから、お尻が前へと滑り始め、寝た姿勢に近い 150 度あたりで滑りが止まります。

ですから、中途半端に起こすと（背座角 120°から 150°の範囲）、体幹を抑制帯（安全ベルト）で固定しなければ、やがて利用者は車椅子の前に滑り落ちます。抑制帯で体幹を固定すれば、滑り圧力は、お尻（尾骨と仙骨部の間）に集中し、その部分の血行が阻害され

図表 4-9「フルリク」は、坐ることも寝ることもできるが、使い方は限られる。

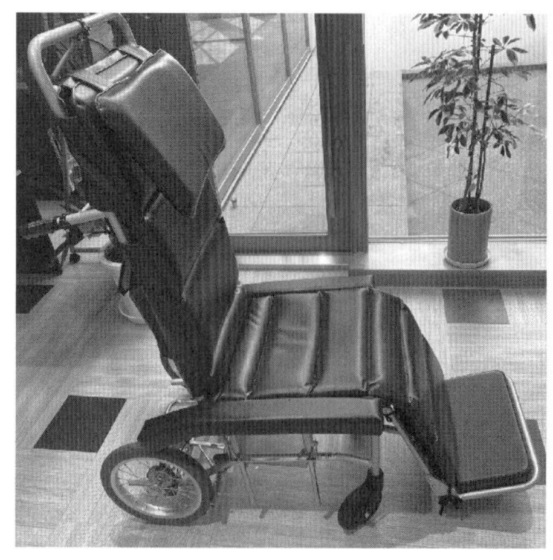

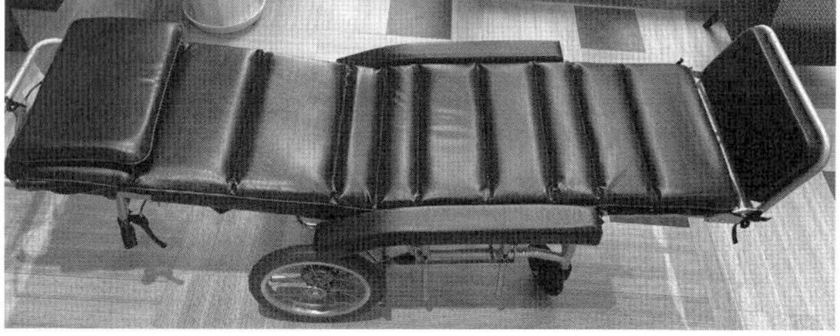

て褥瘡をつくることは前述しました。

もちろん、骨盤は後傾したままになりますから、自然に脊柱（背骨）もＣ字に曲がった状態で固定されます。背骨がＣ字型になると、自然にうつむき姿勢になり、食事をするとき、アゴを前に突き出さなければならないため、頸の負担が大きくなります。これらの筋肉のゆがみが、筋肉、骨の変形や痛みの原因になったり、内臓を圧迫させ、マトリクスにあるようにさまざまな疾患を引き起こす原因になります。この原理は、普通型車椅子でも同じことがいえます。結局、利用者は長時間の坐位に耐えられなくなり、昼間もベッドにいる時間が長くなります。

図表 4-10 ダブルS字カーブを描く、健康な脊柱

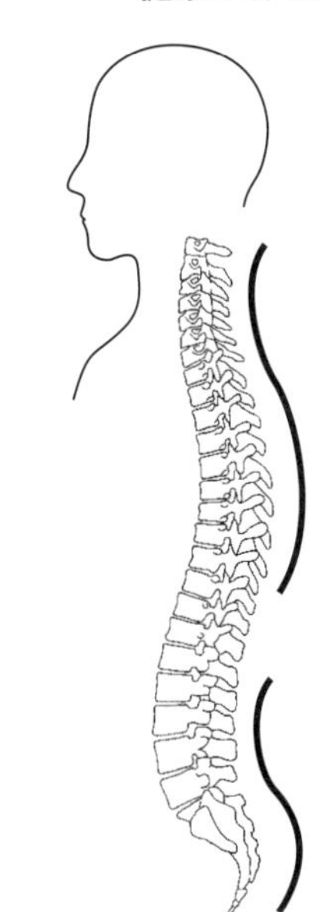

「アップライト」と「ティルト」の坐位

坐位には、首がすわる人のための「アップライト（直立）坐位」と、重い障害によって首がすわらない人の「ティルト（傾斜）＋リクライニング坐位」があります。

アップライト坐位とは、背中を伸ばして坐ったときの姿勢です。脊柱が立位に近い健康なダブルＳ字カーブを描いています（図表４－10）。ふだんわれわれが椅子に坐って活動するときの姿勢で、頭部が安定し、手も自由に動かせる状態です。

いっぽう「ティルト坐位」とは、バックサポートに体幹の重さをあずけた姿勢で、頭や体幹などの重さが、座面と背中にかかるので、座面の圧は軽減します。この場合は、背中全体を支えるための高いバックサポート（ハイバック）と、頭を支えるためにヘッドレストが必要になります。この姿勢は坐位と仰臥位の中間の姿勢ともいえます。

さらに、ティルト・リクライニングが可能な車椅子は、アップライトで安定的に坐れる人でも、少し疲れたときティルト・リクライニング姿勢をとることで、ベッドとは違う快適さが得られます。この場合、骨盤が前に滑り出さないように適切な背座角を自動的にキープする必要があります。つまり、リクライニング姿勢に合わせて、車椅子自体のティルト角を自動的に調整される必要があります。

姿勢変換装置という考え方

どんなによい姿勢でも長時間同じ姿勢をとると疲れます。

たとえば、映画を見るときのことを想像してみてください。どんなに面白い映画でも２時間も坐りっぱなしでは疲れます。われわれは足を組みなおしたり、お尻を動かしたりしながら、血行の改善をはかっていますが、身体機能が衰えた高齢者には難しい動作です。

図表 4-11 これから求められる車椅子の機能

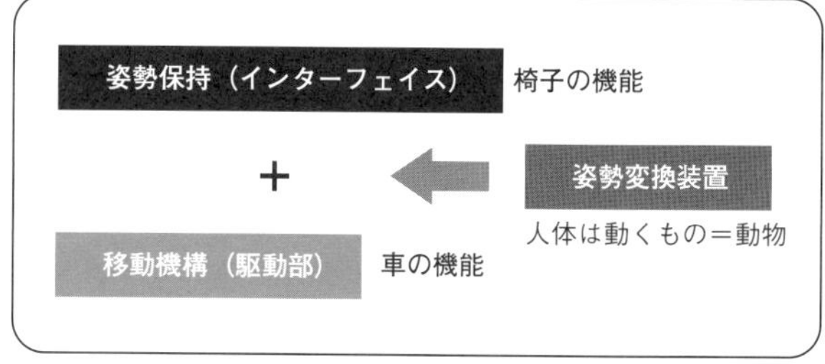

軽量化・小型化

これからの車椅子に求められるのは、移動機能と椅子機能のほかに、姿勢変換機能です（図表 4-11）。つまり、自ら考える椅子です。

新しく開発された車椅子は、バックサポートが倒れるのに応じて自動的に座席全体がティルトする機構になっています（図表 4-12）。これまでの車椅子は、リクライニングとティルトを別々に操作していましたが、人間工学に基づいて考案された新機構によって、レバーひとつで自動的に安楽な休憩姿勢が得られます。

図表 4-12 新しく開発された車椅子（モデラート）

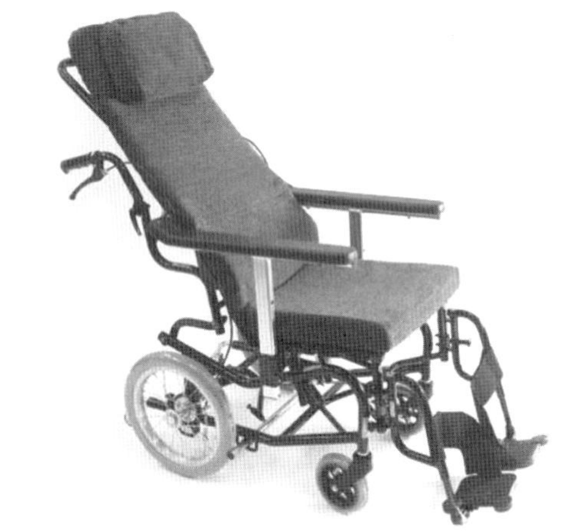

一台の車椅子で、食事がしやすい（やや前傾気味の）姿勢、ゲームやカラオケなどの活動的な姿勢、テレビを見るときのややゆったりした姿勢、リラックス姿勢などが可能で、生活ステージごとに姿勢を変換することができます。とくに虚弱高齢者は疲れやすく、同じ姿勢を長時間続けることは困難なので、現場で望まれていた新しい車椅子です。

バックサポートを後方に倒しても、段階的に座面が傾き、バックサポートが体の傾きに追従するようになっていますので、衣服がずれることもありません（図表 4-13）。姿勢が変わっても、調整された「背ベルト」(バックレストで骨盤をサポートするベルトで、強弱を調整する。

図表 4-13 生活場面に応じて坐る姿勢が変化する車椅子

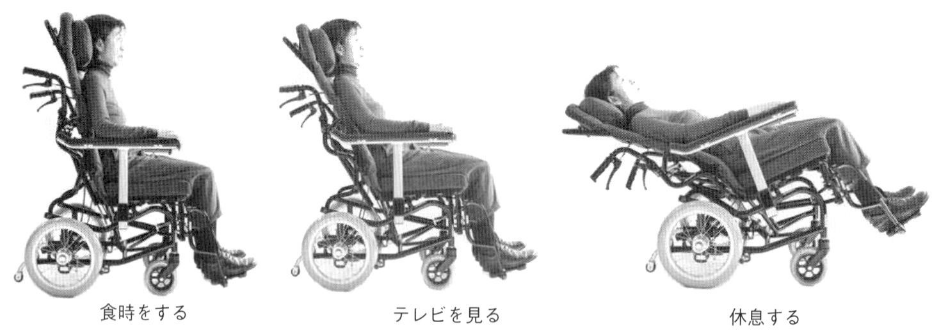

食時をする　　テレビを見る　　休息する

リクライニングすると自動的にティルトする。人間工学に基づき考案されたオートレスト機構

後述）によって骨盤をサポートし、脊柱を立位に近い状態で維持できるようになっています。長時間坐っても腰が痛くなったり、内臓が圧迫されたりというトラブルも起こりません。

車椅子シーティングの方法

動きを促す坐位

頭部が安定したアップライト姿勢でも長時間続けると疲労するので、体を動かして、体の重さや重力を分散し、さまざまな筋肉を均等に使えるようにすることが肝要です。つまり、アップライト姿勢だけが適切というのではなく、目的にあった姿勢を維持し、自発的な動きを可能にする坐位をつくることが重要なのです。

骨盤サポートの調整

最近は「骨盤サポート」や「アンカーサポート」の付いた車椅子を見かけるようになってきています。ヘッドコントロールが可能な高齢者は、これらを使うことでアップライト姿勢が実現できます。

「骨盤サポート」は、一般的に、その人に合わせて、バックサポートにある「背ベルト」を使って調整します。骨盤をベルトで調整することによって、その人の骨盤と背中の微妙な動きを受け止めることができます。バックサポートに背ベルトがなく、固定された平面なら、骨盤後傾と脊柱のＣカーブによって、バックサポートが背中と骨盤を前に押しだし、お尻が前に滑り出します。

車椅子のなかには、ベルトの張り調整が形式だけで、実際には使えないものがあるので注意が必要です。バックサポートを両側で支えているパイプの強度が弱いと、パイプが背中の重みを支え切れずに内側にたわんでしまい、調整できなくなります。

モジュール型車椅子のパーツの調整

モジュール型車椅子では、背ベルトの調整だけではなく、さまざまなパーツの調整が行えます。シーティングは一人だけで行うことはできません。

シーティングをするには、専門的な知識や技術が必要ですが、とはいっても専門職だけでは適確なシーティングはできません。本人や家族、介護をする人、シーティングを専門的に行う人（シーティングエンジニアなど）の協働が必要です。シーティングはチームで行います。

シーティングチームによって適確なシーティングが行われたら、その後、介護する人が、シーティングの視点をもって車椅子ユーザーを観察します。それによって身体機能の向上を含め、より高いQOLを実現することができます。ですから介護する人はぜひ専門職が行うシーティングの手順を修得して、小さな変更なら、専門職がいなくてもある程度のことが行えるようになるのがベストです。

図表 4-14 背臥位をとれない場合はクッション類でサポートする

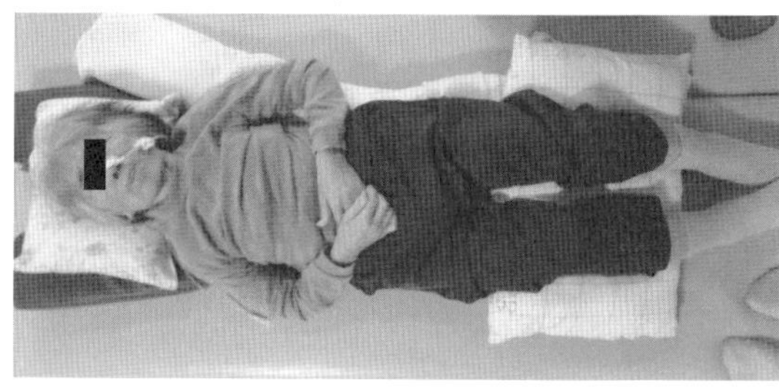

シーティングの作業ステップ

シーティングは姿勢のことがわかるセラピスト（OT, PT）と、坐るための用具を供給する人の協働作業です。実際には以下のように行います。

図表 4-15 背臥位で身体状況を確認

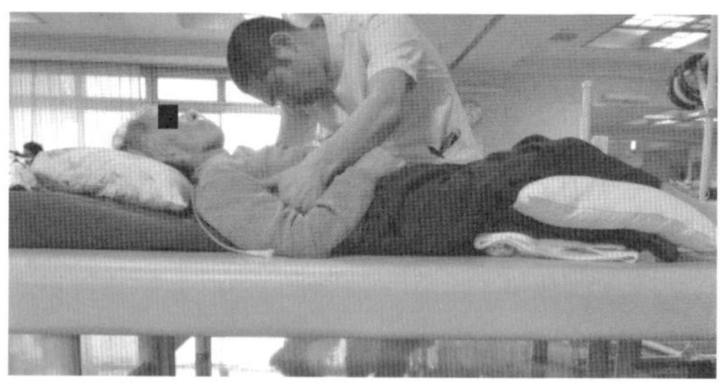

ステップ １：臥位の評価

セラピストが日常行っているマット評価ですが、ここではシーティングに焦点を合わせて行います。まず背臥位（はいがい）（仰臥位）になってもらいます。自立坐位ができない人は、背臥位になれないことが多いのですが、その場合は骨盤をマットに均等に接する位置に保って、肩や頭が落ち着くようにクッションをいくつかあてがって安定を保つようにします（図表 4-14）。

その状態で、股関節・膝関節・足関節の可動域をチェックします。さらに骨盤の左右の傾き、脊柱のねじれや背中の緊張具合も確認しておきます。どこがマット面と接触しているかを確認しながら、背中の筋肉群の緊張状態を把握します。背中に手を入れると隙間ができることがありますが（背中の筋肉群が緊張して固くなっている）、隙間にクッションやタオルなどを入れて接触面を大きくした場合に、背中の緊張状態がどのように変化するかも確かめておきます。クッションなどとの接触面が大きくなることで、筋肉の緊張がほぐれ、やわらかくなることがあります（図表 4-15）。

下肢の寸法を計測し、適切な座面長（バックサポートから膝の裏までの長さ）、座面高（ひざから足の裏までの長さ）、フットサポートの高さを推測します。椅子の座面長、座面高は、実寸

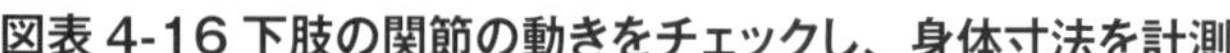

図表 4-16 下肢の関節の動きをチェックし、身体寸法を計測

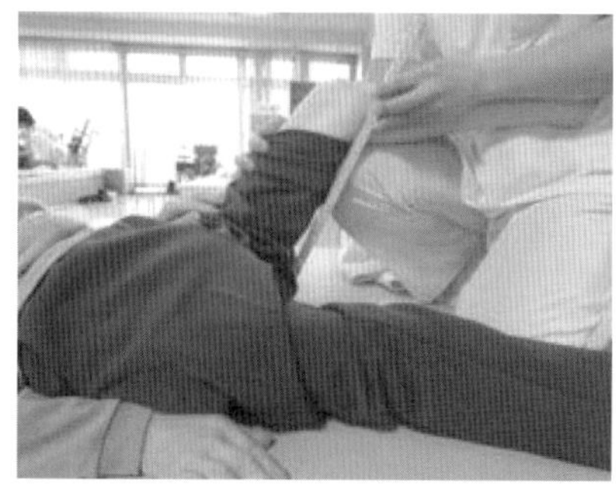

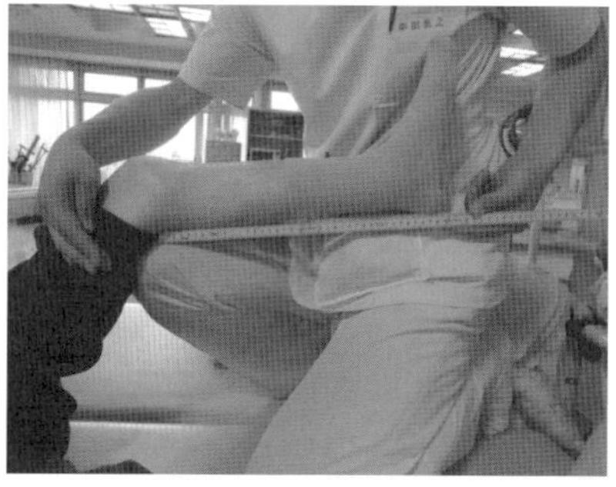

図表 4-17 坐位バランスを確認し、どこにどの程度サポートが必要かを確認

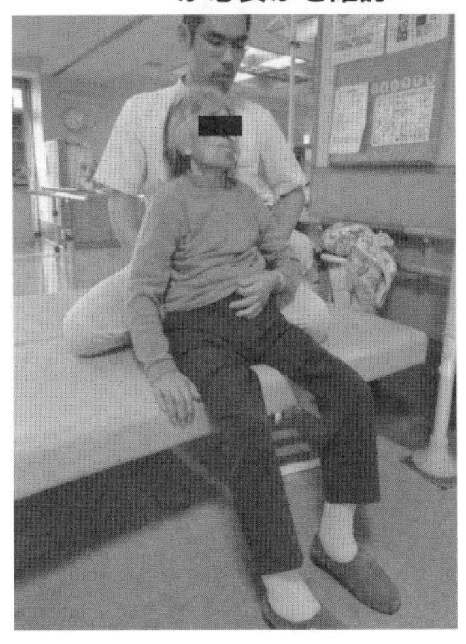

より1、2cm余裕を持たせます。ピッタリの大きさでは、膝裏、大腿部下部の血行を阻害します（図表4-16）。

ステップ 2：坐位の確認

臥位を評価した治療台（プラットホーム）あるいはベッドで、端坐位をとってもらいますが、自力で坐れない場合は、後ろからサポートします。二人でサポートしなければならないこともあります。「ステップ１」で得られた身体情報を整理しながら、坐位姿勢を確認していくステップです（図表4-17）。

左右の坐骨にできるだけ均等に坐圧がかかるようにサポートしますが、固くなった関節もゆっくりストレッチしてあげると動きが出る場合もありますので、時間をかけて坐ってもらいます。

図表 4-18 タオルをバックサポートと骨盤の間に詰めて坐位の安定を図る

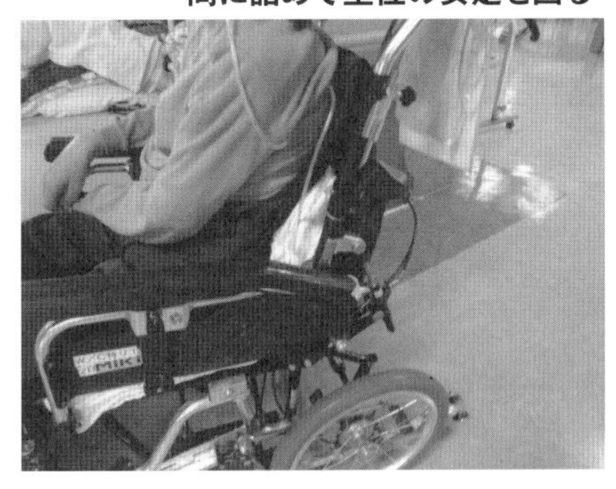

大臀筋（だいでんきん）（お尻の筋肉）やハムストリングス（大腿部下部の筋肉）などの状態も確認しておきます。片麻痺の場合や側彎（そくわん）（左右の傾き）があって坐位が不安定な場合、どこにどのような支えが必要かを確認します。

またバックサポートの傾きと背中や頭部の支持ポイントなども明らかにしておきます。逆に言うと、坐位を困難にしている要因（阻害因子）を明確にするステップです。このステップで坐位保持の基本計画が決定されます。

ステップ 3：用具の適合

ステップ１、２で得られた情報に基づき機種選定を行います。モジュールタイプの車椅子の場合、寸法や角度などを事前に調整して、利用者に坐ってもらいます。さらに微調整して、使用開始となります。

クッションなど適切な用具がなければ、ステップ１、２でつくった改善計画にしたがって、それまで使っていた車椅子にタオルなどを使って改善します（図表4-18）。適切な坐位が得られたら、利用者に手を使った目的の動作（手の上げ下げ、手すりにつかまる、何かを食べるなど）をしてもらって確認します（図表4-20）。

ステップ1、2、3は、リハビリセラピスト、シーティングエンジニアだけではなく、介護職、

看護職も実際に経験することで、利用者の身体状況を大まかに把握することが可能になります。利用者個々人が、ふだんロコモティブ（筋骨格系的）にどんな点が欠けているか、どんな強みがあるかを知る上で有効です。また専門職との連携がしやすくなります。

図表 4-19 シーティングのチェックを行う以前の姿勢

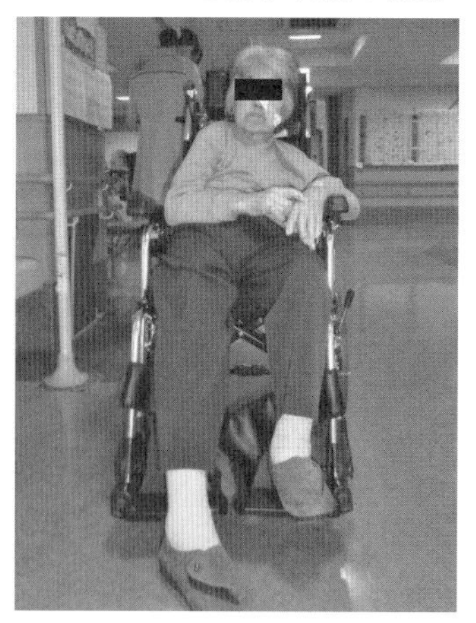

図表 4-20 シーティングのチェック後の姿勢

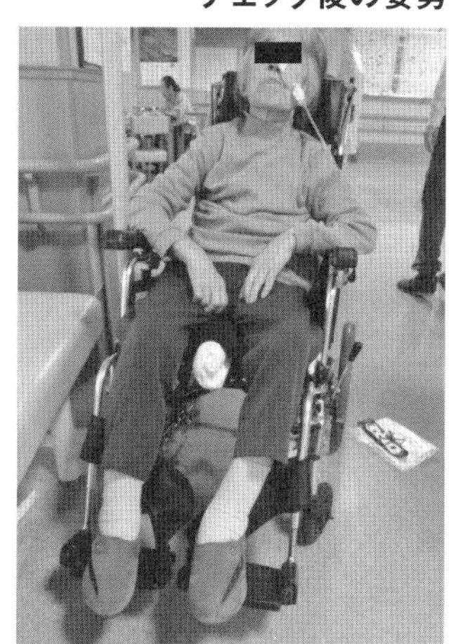

車椅子選定とシーティング ７つのポイント

1）チームで行う

本人（ユーザー）を中心にして、家族、医師やセラピスト（ＰＴ、ＯＴなど）、介護職、車椅子供給事業者（製作者、販売者、レンタル事業者）などで「シーティングチーム」をつくります。

コラム　ティルト・リクライニング機能をケアワーカーが使いこなす（木之瀬・持吉）

車椅子シーティングの取り組みをしている施設で、ある利用者さんのシーティングをケアワーカーといっしょに行いました。

利用者さんは要介護度５の最重度の方で認知症があります。「リクライニング車椅子」（いわゆる「フルリク」）を使って坐位を取ると、お尻や背中の痛みと、姿勢の崩れのために自分で食べることが難しくなりました。そこで、ティルト・リクライニング車椅子に変えて対応すると、痛みと坐位姿勢が改善され、自分で食べることができるようになりました。

この方は、腰椎圧迫骨折などで車椅子になり、認知症が進行して車椅子坐位も難しくなっていました（図表 4-22）。さらに認知症の影響で、食事途中で疲れて眠ってしまいます。

施設のセラピストがシーティング評価を行うと、「とても小柄で、坐位が取れないレベル」という状況でした。また、関節の動きも悪くリクライニングで背坐角を動かすと股関節の角度に合わず、痛みが出る状況でした。

マット評価では股関節の痛みの出ない角度は屈曲 70 度までなので、リクライニング角度は 110 度にしました。そこで、小柄な人の「ティルト・リクライニング車椅子」と痛みや床ずれを予防できる車椅子クッションを選びました（図表 4-23）。

休息時の角度はティルト角 30 度にし、食事や活動時はティルト角 10 度までもどして身体が側方に倒れないことを確認しました。合わせてケアワーカーの方々が角度調節の練習をしました。

図表 4-21 手の動作確認

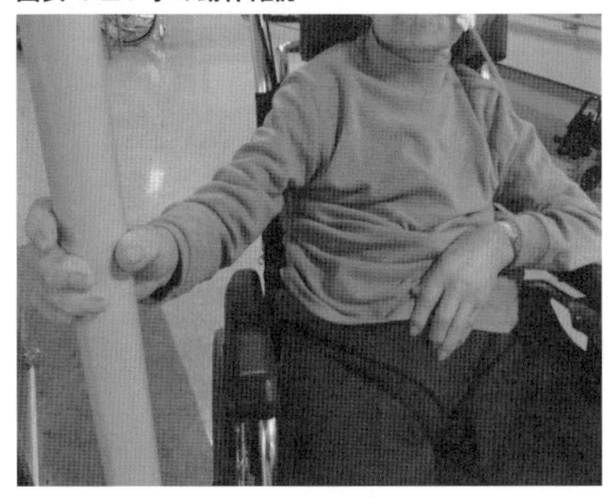

2）目的の設定

本人の身体状況、精神状態、生活スタイルを把握した上で、「何を実現したいのか」、あるいは「どうなりたいか」をチームで話し合いながら確認します。事前に車椅子に坐る目的をチームで明確にしておくことが重要です。長時間坐らせきりにしてはいけません。どんなによい車椅子で適切な坐位姿勢をとっても、坐り直しができないフレイルな高齢者にとって同じ姿勢で２時間以上坐るのは苦痛です。使用時間を確認しておくことも大事です。

3）移乗や移動方法の検討

シーティング後、自分で移乗できるかどうか、あるいは車椅子を手や足を使って自力で動かすことができるか、目的にそって実現可能かも検討しておきます（図表 4-21）。

4）「坐り」の評価

「質の高い坐り」は、次のことを目安とします。

・呼吸が楽になる。

・頭が動かしやすくなる。

図表 4-22 シーティング前の左に傾いた姿勢

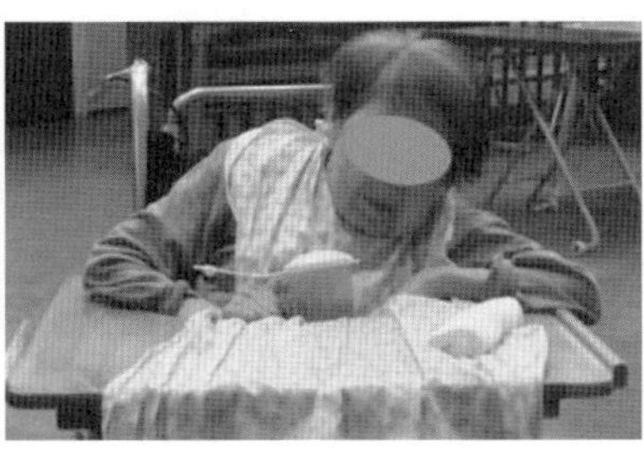

図表 4-23 ティルト・リクライニング角度調整

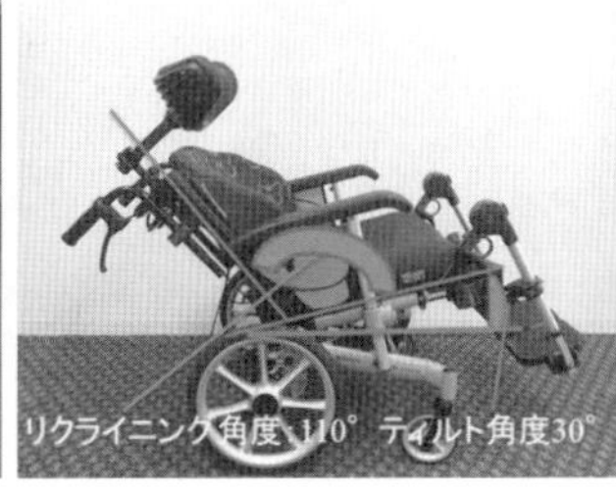

図表 4-24 楽に食事ができるようになった

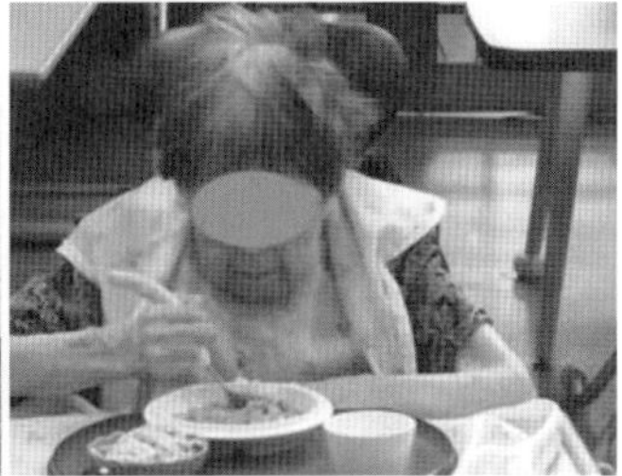

１週間程度、担当するケアワーカーのチームにセラピストが説明しながら対応しました。ティルト・リクライニング機能を使いこなせるようになったことで、坐位姿勢がよくなり、食事の時のみ車椅子テーブルを使い、30 分程度で食事動作も可能になりました（図表 4-24）。

坐位がとれないレベルの利用者の多くは、ティルト・リクライニング車椅子を使用することで坐位保持が可能になります。ティルト・リクライニング機能をケアワーカーや家族が使いこなすことで、利用者の坐位保持の安全と安楽は確保されます。

・嚥下が楽になる。
・手が使いやすくなる。
・表情が明るく豊かになる。
・一定時間坐っても痛みや発赤が見られない。

5）目的の再設定

はじめに設定した目的の行為が行えない場合、問題点や課題を見つけ、目的に向けて坐位の工夫をします。場合によっては目的を再検討します。利用者や家族のニーズを再確認しながら、それに対して、どこまで実現できるかをきめ細かく設定し直します。

6）日常の「坐り」の視点

シーティングチームで確認したことを、ふだん介護をする人が意識することで、快適な「坐り」を日常的に継続させることができます。また、QOL（生活の質）の視点で坐位を考え、実践されるなら、「坐り」そのものが身体的、心理的、社会的リハビリになります。

7）能力を信じる

自立的な坐位がとれないと、セラピストは身体機能に目がいきがちです。多くの当事者は「坐る」意欲はあり、その能力を持っているのです。この「潜在的坐位能力」を引き出すことが重要です。うまく坐れないことで不安を強めてしまいます。そのことは自立的な坐りを獲得した人の晴れ晴れしい表情や言葉で明らかです。専門職はじめ周囲の人の、ちょっとした工夫で、うまく坐れるようになるとご本人や家族はその場で楽になり、「これから」にも希望が湧いてきます。

SC マトリクスを育てるのはあなたです

2021 年 3 月、この本の完成に向けて執筆者一同がラストスパートに入っていた頃、厚生労働省老人保健健康増進等事業の「高齢者の適切なケアとシーティングに関する手引き」が刊行されたニュースが私たちの耳に飛び込んできました。そして 4 月 15 日付の介護報酬の疑義解釈資料では、リハビリ時間に「シーティング」を含めることができると発表されました。すでに 2017 年に厚労省保険局医療課から疾患別リハビリテーション料で算定可能になっています。

今後、この手引きは自治体の監査実施マニュアルとして使用される予定になっており、シーティングに携わってきた者からすれば苦労が報われたという感じです。

とはいえ、この手引きによって監査され指導される医療・福祉の施設管理者の中には、「また新しい概念を導入するのは勘弁してくれ」という気持ちがあるかもしれません。働くスタッフの中には、「シーティングって何？」「どうすればいいの？」「体力のない高齢者が坐り崩れるのはしょうがない」と、シーティング導入を快く思わない人もいると思います。

多くの人は、「坐る」という当たり前の動作について実はよくわかっていませんから、当然かもしれません。当たり前すぎるので、その不都合に気づかないのです。シーティングは空気のようなものかもしれません。なければ困るけれど、知らなくても困らない。でも、今回の手引き書は、「空気を台無しにしたら大変だよ」と気づかせてくれます。

私が作業療法士になったのは介護保険が始まった 2000 年です。その頃、シーティング書籍はあまりなかったと記憶しています。しかし、現在では書籍だけではなく、YouTube や医療技術系のサブスクリプションなどで、ノウハウは簡単に手に入れることができます。

私たちが望んでいるのは、専門用語を知らないパートスタッフでも、坐り崩れている人を見たとき、適切に対処できるようにすることです。すべての人が心がければ、地球上の空気も水もきれいになるのと同じです。

シーティングの先達は、私のような若輩を含めて、書籍や講演で、シーティングのノウハウを、それこそ山のように伝えてきたつもりですが、なかなか広まらなかった。それはなぜかというと、たぶん、シーティングによって起こる、わくわくするような物語をなかなか共有できなかったからではないでしょうか。空気がきれいになると、すばらしい世界が待っているんだ、という喜びを多くの人と共有できたら地球は変わると思います。

シーティングが市民権を得るのは、専門職種でない者を含めてシーティングによるメリットを享受し、被介護者とともに喜びを体験することです。

私たちはシーティングを通して、「えっ」と驚くような楽しい体験を無数に味わってきました。

映画館の予告編を見ていると、「今度はあの作品みたい」と思うことがあります。予告編は、映画にあまり興味のない私の脳にも、「その先はどうなるんだろう」と興味を引き起こします。「知りたい」「見たい」という欲求を募らせます。シーティングが普及するためには、シーティングによって、この人はいったいどうなるんだろう、というわくわく感を起こしてもらうことが大切であろうと思います。

さまざまな介護や医療の現場で、それぞれの専門職が、「こうしたらもっとＱＯＬが高くなるんじゃないか」という期待感をふくらませながら仕事をしていると思います。シーティングもその一つです。

たとえシーティングという言葉を聞いたことがなくても、ちょっと苦労してシーティングやマトリクスを使って、目の前に居る利用者さんの生活が改善されたり、小さな笑顔をみることができたら、心からの笑いがおこると確信しています。

シーティングやマトリクスには、映画のような決められたあらすじはありません。あなたがこれから体験するストーリーは、あなたのちょっぴりの知識と勇気、そして利用者さんの無限の潜在能力の掛け合わせで生まれます。

本書のＳＣマトリクスは、私がない知恵を絞り、共著者から知恵を授けてもらいながら、貴重な経験をかたちにしたものです。

まずはSCマトリクスに、あなたが悩んでいる事例の情報を書き込んでください。そしてシーティングのステップに沿って、事例に合った椅子、車椅子を用意してみてください。思いを共有できる人と相談して知恵を出し合いましょう。その体験を基に、あなたの職場ならではのSCマトリクスを育ててみてください。現在のSCマトリクスはまだまだ開発途上です。あなたからの声を楽しみに待っています。

2021年5月吉日

串田 英之

執筆者一同を代表して

執筆者紹介（50 音順）

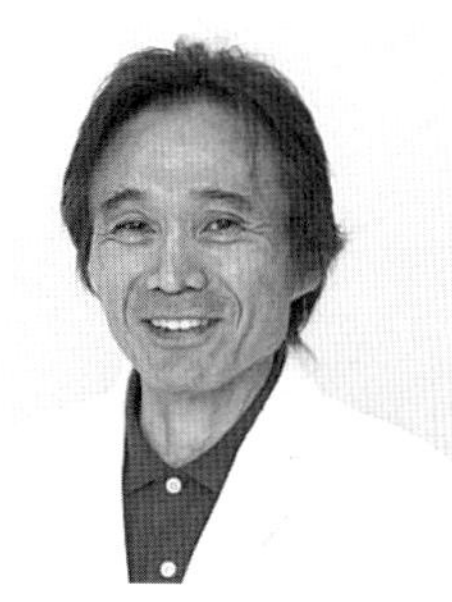

稲川利光（医師）

1954 年福岡生まれ。高校時代はオートバイとラグビーに明け暮れ、ビリから２番で卒業。その後、寝たきりの祖父母を介護しながら、2 浪して九州大学農学部に入学。卒業時、友人に付き合って受けた某銀行に内定が決まっていたが、入社式の当日まで悩んだ末に入社を断り、九州リハビリテーション大学校に入学。３年後理学療法士となり福岡市内の病院に勤務。働くうちに医師を志すようになり、5 年後、32 歳で香川医科大学に入学。38 歳で卒業し、大学の医局勤務を経て、1994 年より NTT 東日本伊豆病院。2005 年より NTT 東日本関東病院勤務（リハビリテーション科部長）。2018 年より原宿リハビリテーション病院筆頭副院長。2021 年より、カマチグループ関東本部リハビリテーション関東統括本部長。

ひとこと

亡くなるまでの数年間を寝たきりで過ごした祖父。そして、倒れるまでその祖父を看病した祖母。もう 40 年以上前のことなのですが、今になってもその二人の顔が目に浮かびます。私を育ててくれた優しい祖父母でした。今、病院や施設で目の前にいるお年寄りに接した時、そのお顔と祖父母の顔とが合わさって見えることがあります。患者さんが笑うと、祖父母が笑っているように感じるのです。そんなかかわりを大切にしながら、これからもリハビリの仕事を続けたいと思っています。

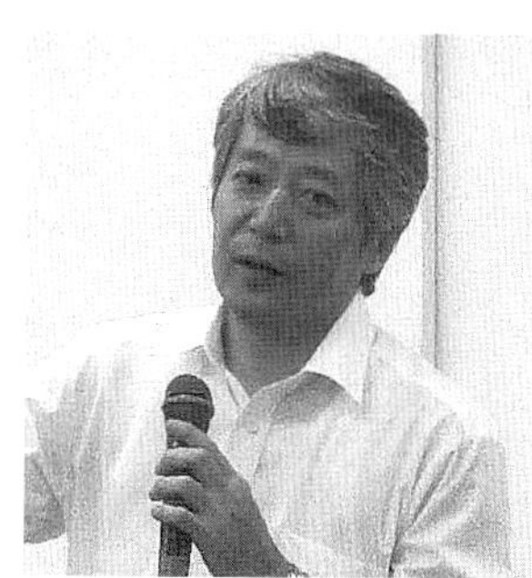

大渕　哲也（理学療法士）

1985 年、理学療法資格取得。１年間の県庁職員勤務で当時の在宅介護の支援を経験した後に、改めて医療機関リハビリテーション室勤務。その後、介護保険制度の開始とともに介護施設での勤務となる。現在、民間の介護事業所に籍を置き、法人内事業所を回って施設内研修や現場アドバイスを行うほかテクノエイド協会や日本車椅子シーティング協会など各種団体の研修講師担当、および民間セミナー業者に車椅子シーティングや臥位ポジショニング、福祉用具等をテーマに出講。

ひとこと

車椅子シーティングも臥位ポジショニングも、生活支援ケア（介護）の一環として位置づけ、それも含む幅広い“良いケアの実践”こそが要介護高齢者の心身の健康に必要なことと確信しております。

連絡先：VZV00734@nifty.ne.jp

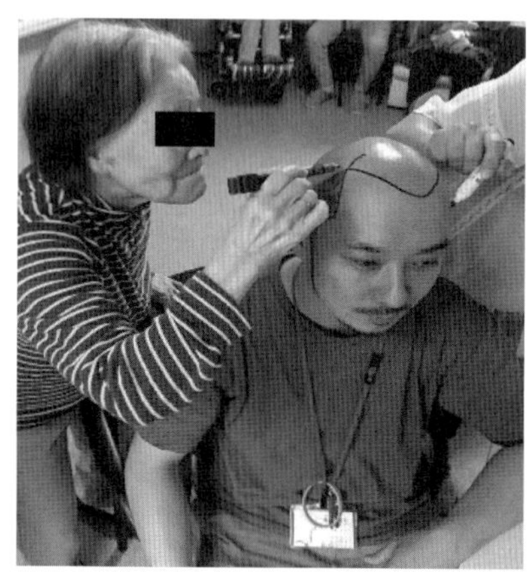

亀井　克則（介護支援専門員、介護福祉士）

1976 年、東京生まれ。東京・目黒区の医療法人に 20 年勤め、宅老所（デイ＋自費での宿泊）、グループホーム、通所リハ、単独型短期入所施設、療養通所介護、診療所等の立ち上げと運営を行う。また他社役員として、訪問看護ステーション、認知症対応型デイの運営に携わる。現在、（株）アルカディアコーポレーション取締役。川崎市を中心に、居宅介護支援事業などの立ち上げ・運営に従事。

ひとこと

2012 年グループホームで看取りをしていくなかで、最後まで口から食べ、誤嚥性肺炎をもっと防ぐ手段はないかと探しはじめ、光野さんと出会い、シーティングを教わりました。

介護職員出身ということもあり、高齢者と一番長い時間かかわる介護職の方にシーティングを知ってほしい。皆様が大切にしたい人の生活や最後の着地の仕方が変わります。

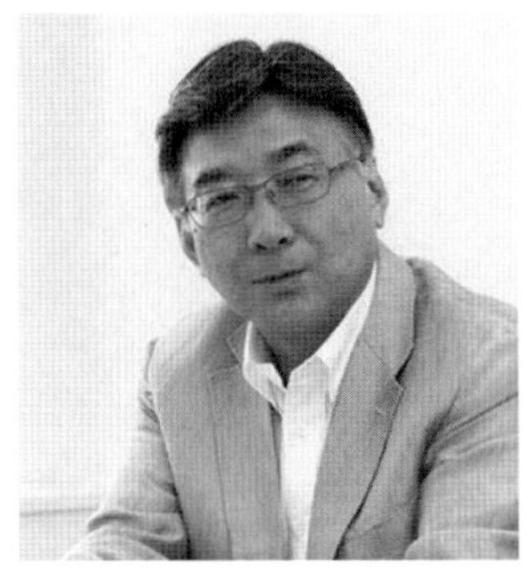

木之瀬　隆（シーティング研究所代表）

1982年に作業療法士に。職域病院で義手、筋電義手の臨床に取り組み、その後、1989年より大学教育へ移りました。シーティング技術は座位保持装置が補装具に入る前後より研究を始め、1993年に米国へ短期留学。米国ではどこのリハセンターでもシーティング部門があり、当たり前にリハビリでシーティングが行われていました。
大学を早期退職して、2012年にシーティング研究所の代表、日本シーティング・コンサルタント協会の理事長に就任。現在は日本シーティング財団の代表理事を担いならが、摂食・咀嚼・嚥下のシーティング、認知症のシーティングについて臨床研究をしています。

ひとこと

義父はＣ５レベルの頸髄損傷で、ガン治療の入院中に坐骨結節部に褥瘡ができました。当時も高齢者の褥瘡手術は少なく、寝たきりのまま退院しました。デンマーク製のアクティブなモジュール型車椅子と座位保持装置、クッションを使って私がシーティングしました。訪問看護を受けながら、一日一回の坐位から始めて、3か月後には褥瘡が完治。以前高校教師でしたので、自宅で私塾を始めることができ、今でいうところの就労支援がシーティングでできました。

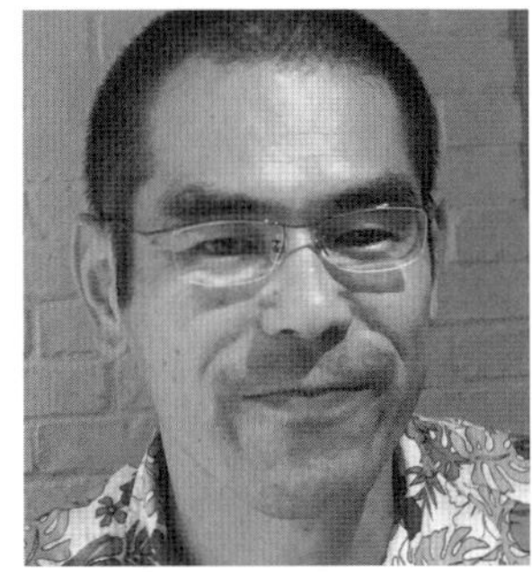

串田　英之（作業療法士 シーティングエンジニア 介護支援専門員 認知症ケア専門士）

1974年、埼玉県川越市生まれ。昭和大学医療短期大学作業療法学科を卒業後、山梨県笛吹市の一宮温泉病院に就職。主に重度脳血管疾患の患者さんのリハビリテーションの傍ら、回復期リハビリテーション病棟の立ち上げを行う。2007年、静岡県富士市の湖山病院（現湖山リハビリテーション病院）に。回復期リハ、医療療養病棟、デイケアなどを経て、2019年、同法人ももはクリニック石坂に異動。現在は外来のリハビリテーションのほか、もの忘れ外来にて神経心理検査などを行っている。

ひとこと

患者さんの生活をもう少し改善できないかと思い悩んでいるとき、シーティングに出会いました。2008年、光野氏とシーティングに関する院内勉強会を開始し、2011年、静岡県東部地区の医療福祉従事者対象に、富士・富士宮シーティング勉強会（年６回）を立ち上げました。「老若男女が苦痛を伴わずに活動・参加に励むことができる環境」があたりまえになるために、本や講演（株式会社geneにてシーティングに関するサブスクリプションなど）を通して、全国にシーティングの種を蒔いています。

mail：kussychiepi@gmail.com

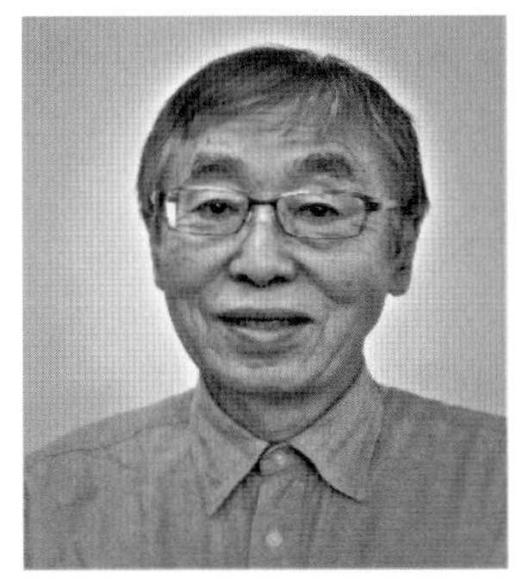

光野 有次（工業デザイナー・シーティングエンジニア）

1949年、佐世保市生まれ。金沢美術工芸大学卒、1974年に仲間と「でく工房」を開設し、ハンディを持つ人の用具づくりを始める。その後、重症心身障害児施設勤務（途中スウェーデンで調査研究１年）、1988年（株）無限工房開設。2003年パンテーラ・ジャパン（株）開設、2011年から（有）でく工房会長。椅子・車椅子づくりを中心に子どもからお年寄りのための用具づくりを現在も精力的に行っている。
主な著書；『生きるための道具づくり』（晶文社）、『バリアフリーをつくる』（岩波新書）、『シーティング入門』（中央法規出版共著）、『生活づくりのシーティング』（雲母書房共著）、『これならわかるシーティング』（ヒポ・サイエンス出版共著）など。

ひとこと

坐ったとたんに見せていただく笑顔が何よりの喜びです。その後、その時から生活（人生）が変わったと聞くと、この仕事に誇りを感じます。自分自身も坐って最期の日を迎えたいと願いながら、この本を世に出します。

連絡先；mitsuno@deku-kobo.com

マトリクスを活用し、最期までその人らしく

シーティングでわかる生活ケア

2021年11月18日　第1版第1刷　発行

著　者　稲川利光　大渕哲也　亀井克則　木之瀬隆
　　　　串田英之　光野有次
発行者　小平慎一
発行所　ヒポ・サイエンス出版株式会社
　　　　〒116-0011　東京都荒川区西尾久 2-23-1
　　　　電話 045-633-1466　ファックス 045-401-4366
　　　　http://hippo-science.com
ブックデザイン　デザインオフィス・ホワイトポイント 徳升澄夫
印刷・製本　アイユー印刷株式会社

ISBN978-4-9049-1213-3
価格はカバーに表示してあります。落丁本、乱丁本はお取り替えいたします。

シーティング連携マトリクス　Ver.2021

氏名　　　　　　　　様　　要介護度

年齢　　　歳

性別　男・女

評価日　　／　　／

再評価日　　／　　／

BMI＝（体重kg）／（身長m）^{2}

- 25以上
- 18.5~25未満
- 17~18.5未満
- 17未満

Ⅰ 認知機能

予定管理ができる
正確な金銭/服薬管理
新聞の内容を理解できる
メモを見れば思い出せる
リモコンや普段使う電化製品は使える
数日前の記憶があやふや
金銭 服薬管理が怪しい
意思疎通に時間がかかる
金銭・服薬管理が必要
簡単な日常会話がおぼつかない
挨拶のみできる
数分前の言動を忘れる
自分の名前、家族の顔が分からない
意思疎通困難
無反応

Ⅱ ADL

献立の立案と調理ができる
おしゃれや化粧を楽しめる
洗濯・掃除自立
整容・更衣に時間がかかる
食べこぼしが多い
衣服に汚れが目立つ
ポータブル排泄・更衣自立
食事一部介助
排泄時の更衣清拭介助が必要
食事全介助
排泄行為全介助
常時オムツ排泄
ADL全介助

Ⅲ 保清/皮膚

公衆浴場を利用できる
手洗い・うがいなど感染予防ができる
入浴自立
義歯の管理自立
ドライスキンで常時かゆみを感じる
歯磨き仕上げ介助を要する
整容・洗体一部介助
持続する発赤（褥瘡初期）
入浴全介助
褥瘡処置が必要（中等度褥瘡）
皮膚欠損（重度褥瘡）
特別浴槽の入浴
難治性褥瘡
各感染症の重症化

Ⅳ 参加

ボランティアができる
安全に自動車運転ができる
スポーツ文化活動を楽しむ
通常の社会活動と家事が自立
独りで買い物に行ける
隣近所の付き合いができる
通常の家事が自立
社会の出来事、行事に興味を示さない
独り暮らしがなんとかできる
家事でミスが目立つ
一部の家事介助が必要
同じ物を何度も買う
外出しない
指示されたADLはできる
部屋に閉じこもり寝て過ごす
無動

（中央）

手の支持なしで坐位可能
手の支持で坐位可能（検討期）
坐位不能期（シーティング必須期）

Ⅷ 用具

自動車/自転車
公共交通機関
T字杖シルバーカー
手すり/歩行器
車椅子
トランスファーボード
ティルト・リクライニング車椅子
移乗リフト
エアマット
ストレッチャー

Ⅶ 起居移動/筋・骨格

床から捕まらずに立ち上がれる
手すりを使えば階段昇降できる
1時間以上散歩できる
階段昇降・方向転換でふらつく
マイペースに30分散歩できる
歩行器を使って屋内移動自立
運動時に痛みを自覚する。
机に肘をついて作業する
四肢の関節拘縮
車椅子を使えば移動できる
手すり使用で立位保持可能
寝返り不能
移乗全介助
身体に変形が目立つ

Ⅵ 摂食・嚥下・排泄機能

口臭なし
常食
口臭を感じる
カテーテル挿入・パッド自己管理
一口大のおかずと通常のご飯・パン
月に数回失禁
3食キザミ食と柔らかめのご飯
時間誘導で失禁なし
口臭が著しい
口腔内に少量の残渣あり
3食ペースト食
夜間のみおむつ排泄
舌の乾燥
お楽しみレベルの食事
毎回摘便
両側に口腔残渣
IVH等の経管栄養
常時留置カテーテル
誤嚥性肺炎を繰り返す

Ⅴ 呼吸循環機能

労作中にバイタル安定
階段/坂道で息切れる
ADLでバイタルが乱れる
居室周囲を息切れなく歩ける
会話で息切れする
携帯酸素を使う
安静時も呼吸苦
痰吸引など医療行為が常時必要

表情		BMI

FIM認知項目	35 30 複雑なやりとり可能（健常者～要支援2）	25 20 15 日常会話可能 簡単な指示で遂行可能（要介護1～2）	10 5 促せば遂行可能 Yes/No応答（要介護3～4）	表現不能/ADL全介助（終末期要介護5）	13 26 2/3介助 半介助 臥位優位期	39 52 少し介助 見守り 坐位優位期	65 78 91 環境調整 自立歩行期	FIM運動項目

Memorandum